Il massaggio del bebè

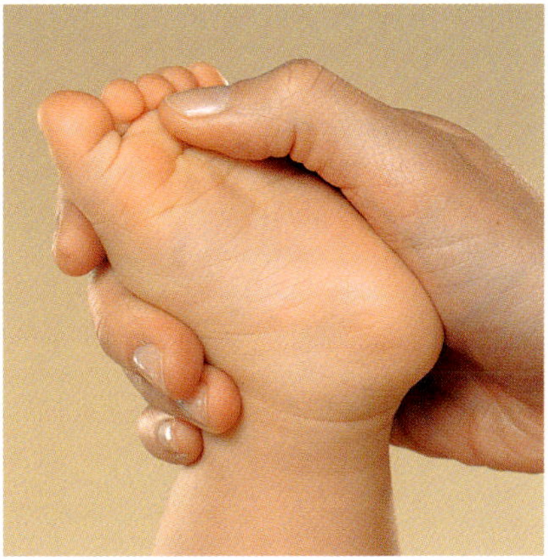

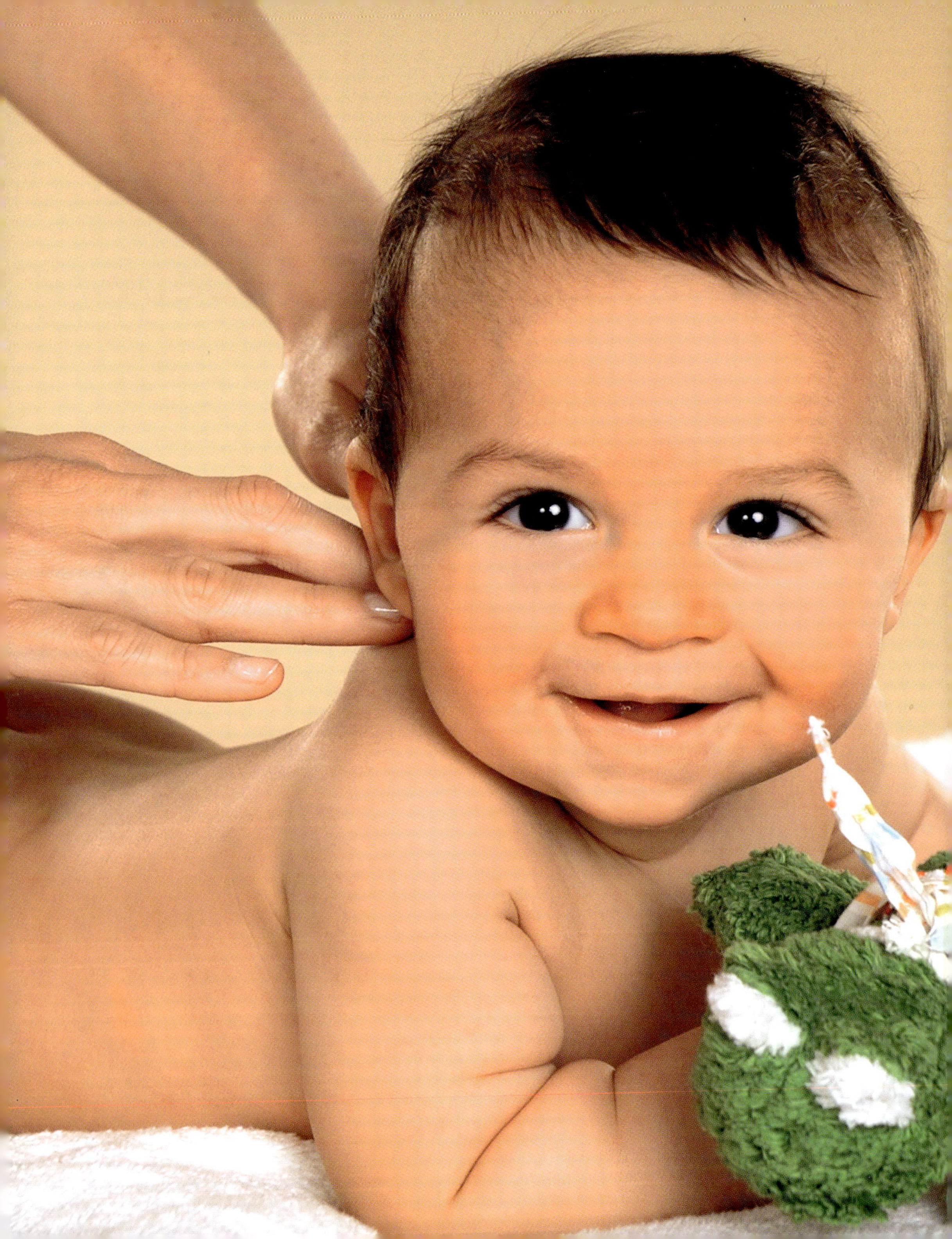

RAHEL REHM-SCHWEPPE, SABINE GRABOSCH

Il massaggio del bebè

Un programma facile
per un trattamento di grande efficacia

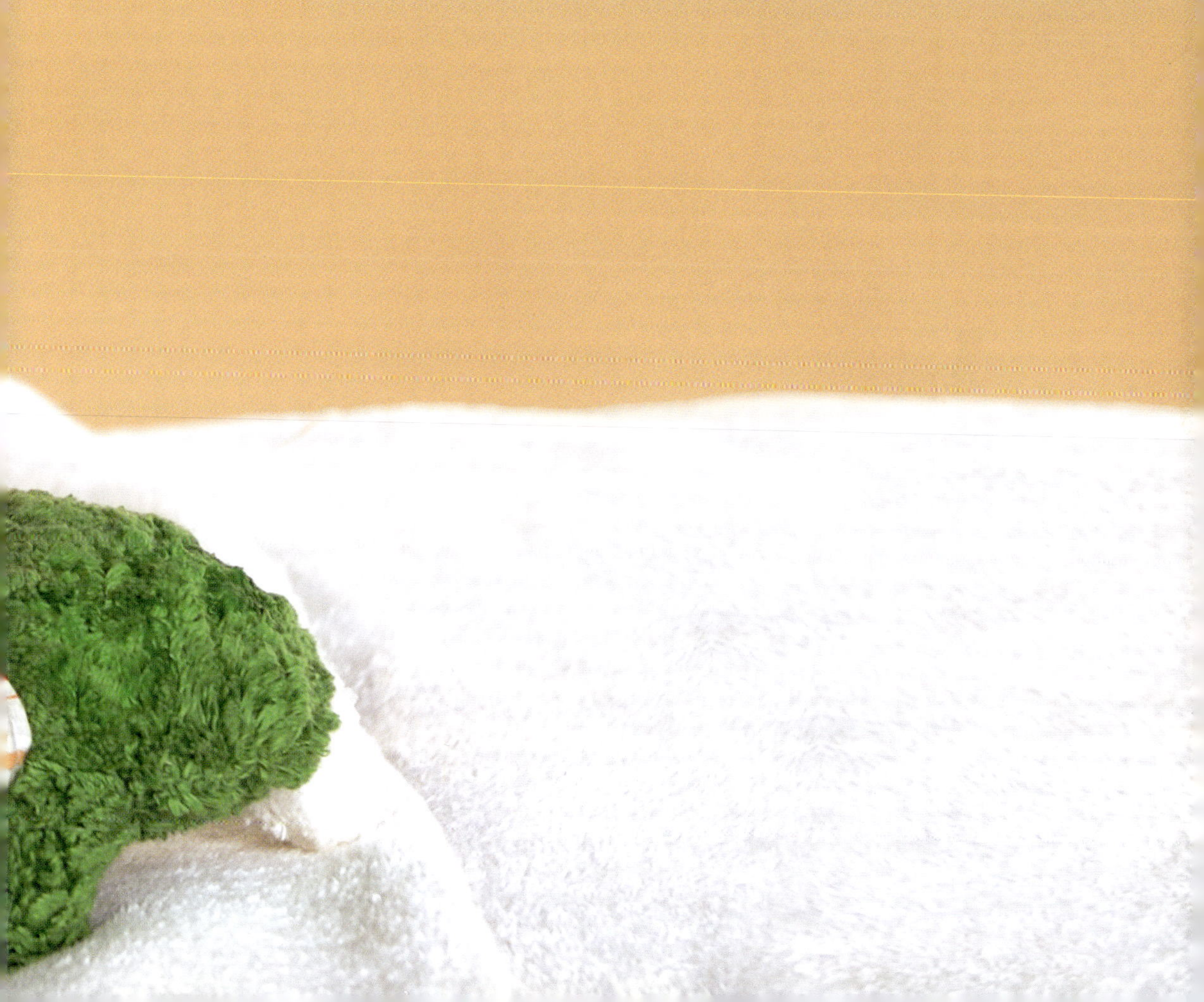

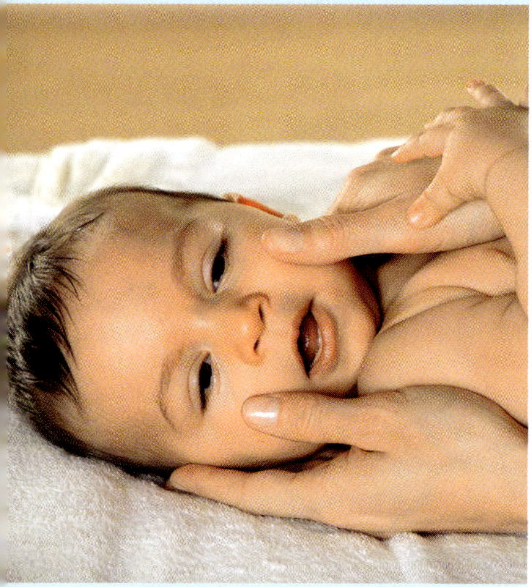

Sommario

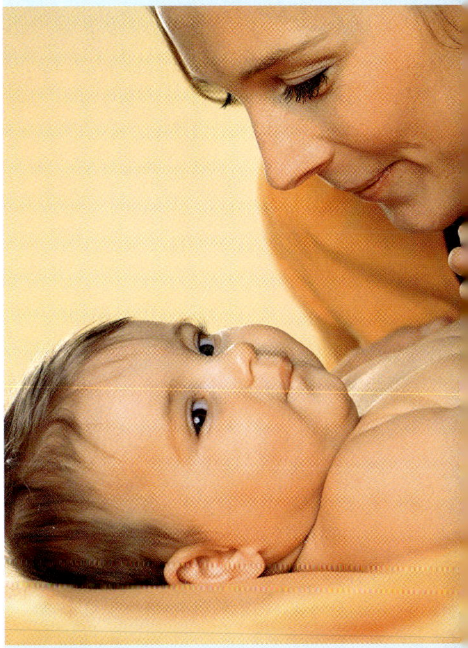

Introduzione

Il contatto corporeo è da sempre il mezzo più diretto per esprimere affetto: non c'è alcun bisogno di parole per trasmettere questo messaggio. E da sempre un contatto corporeo amorevole è la base sulla quale i genitori e i figli sviluppano un reciproco senso di fiducia e di positiva vicinanza. Il massaggio dolce del bebè può costituire una forma ritualizzata di tale contatto e favorire la nascita di uno stretto legame tra i genitori e il loro bambino. Come ogni altra forma di massaggio, prevede manovre e tecniche specifiche che hanno lo scopo di indurre una sensazione di benessere e un profondo rilassamento. Ma non è tutto: offre, al di là del linguaggio verbale, un'occasione davvero unica di comunicare a una creatura ancora così piccola e ignara di ogni cosa quanto la amiamo e quanto teniamo a lei.

Il massaggio del lattante viene praticato in tutti i continenti, ma la sua forma più nota è quella indiana, strettamente connessa con la tradizione ayurvedica, che comporta il massaggio e le cure non soltanto del bambino, ma anche della madre. L'ayurveda, la medicina tradizionale indiana, è infatti, come dice il suo nome in sanscrito, una vera e propria 'scienza della vita', e come tale è estesa a tutti i campi della vita al fine di preservare la salute dell'individuo. Scopo primario di questa pratica, che ha ispirato l'idea di questo volume, è mantenere in buona salute il bambino, stimolarne lo sviluppo e consentire alla madre di prevenire, prima che si manifestino, i tanti disturbi che possono colpire il lattante. Il programma delle cure quotidiane da prestare a mamma e bambino, oltre al massaggio prevede l'utilizzo di particolari miscele di oli, speciali erbe medicinali e norme dietetiche.

Tutte le tecniche di massaggio tradizionali hanno in comune l'obiettivo di soddisfare il bisogno di contatto e di tenerezza del bambino e, nello stesso tempo, di creare un'atmosfera che renda possibile alla madre (o al padre) di dedicarsi totalmente, e con la massima attenzione, alla propria creatura. I bambini di tutto il mondo hanno bisogno di essere accarezzati, cullati e stretti amorevolmente tra le braccia. Il massaggio dolce offre loro molto di più: lo scoprirete leggendo le pagine di questo libro.

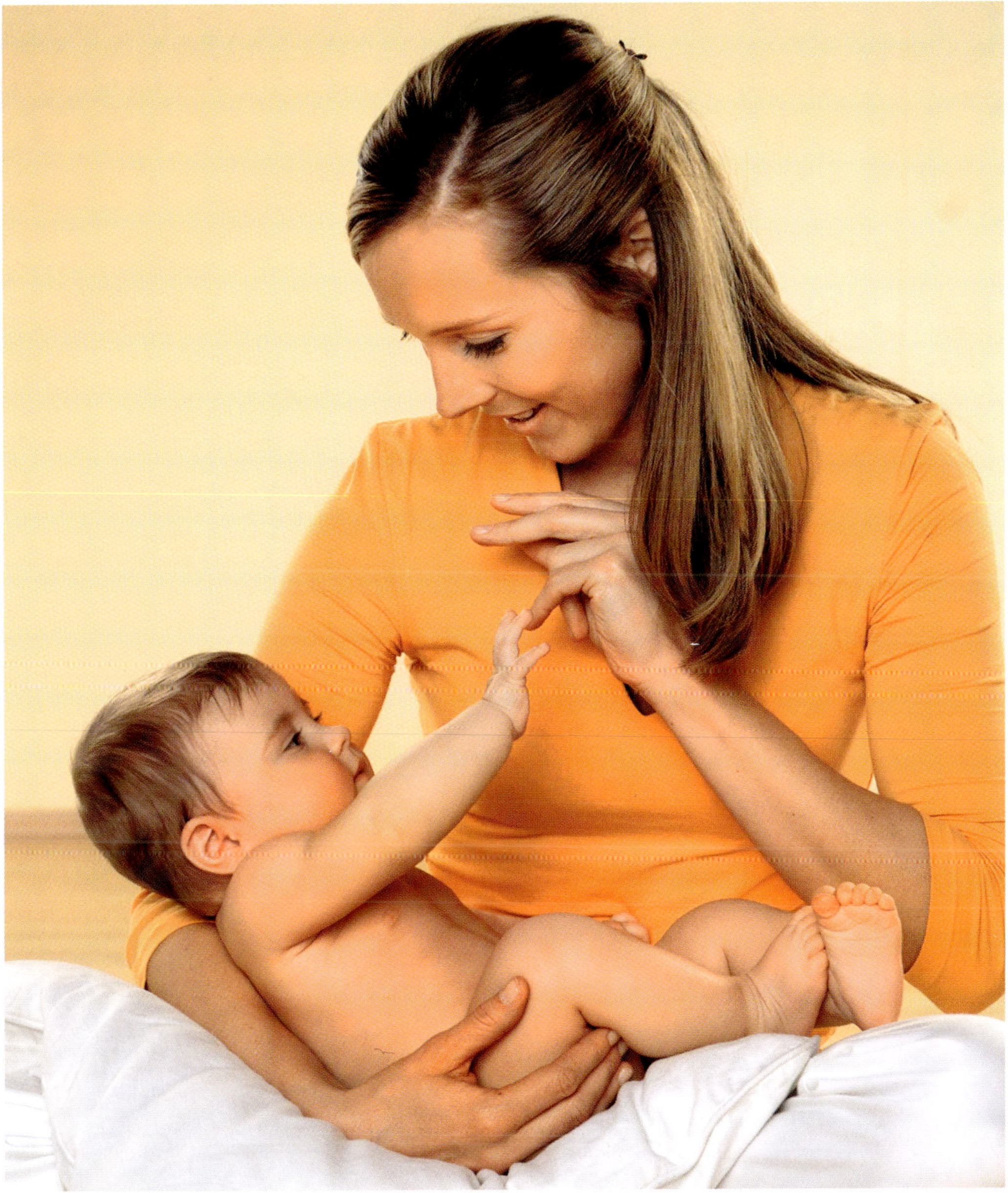

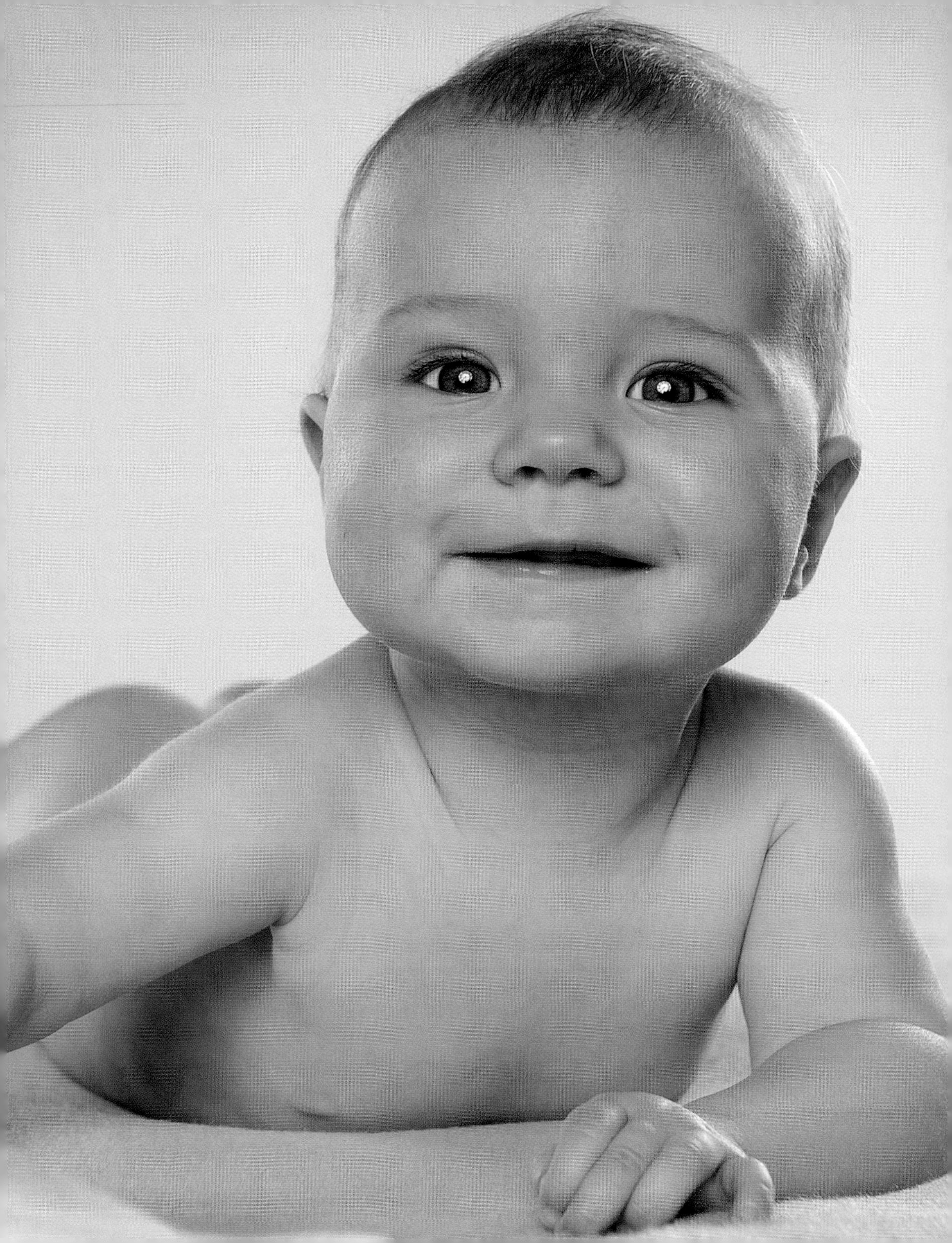

‘Touch is love’: toccare è amore, amore è toccare

Le principali funzioni sensoriali del bambino si sviluppano già durante la vita intrauterina: il feto può aprire gli occhi, percepire la luce attraverso la parete addominale della madre e avvertire i suoni molto prima della nascita. Tuttavia, il senso che si sviluppa più precocemente è il tatto, cioè la capacità di percepire gli stimoli provenienti dall’ambiente esterno mediante il contatto con la superficie cutanea.

La vita incomincia con il contatto corporeo

Fino alla nascita il feto è al sicuro all’interno dell’utero. Le sue primissime percezioni consistono nel costante contatto con il corpo della madre. Avverte il suo battito cardiaco, i suoi movimenti e la sua voce. Vive avvolto in un ambiente ovattato e perfettamente protetto. Alla nascita, questo intimo contatto viene brutalmente interrotto e il neonato viene catapultato all’improvviso in un vuoto inquietante.

Nessun adulto saprà mai come il neonato viva l’impatto con questo nuovo mondo, per lui assolutamente sconosciuto, perché le capacità cognitive dell’essere umano si sviluppano soltanto nel corso dell’infanzia e solamente molto tempo dopo la nascita gli consentono di esprimere compiutamente i propri pensieri e di vivere sulla scorta delle proprie esperienze. Possiamo tuttavia tentare di condividere ciò che il neonato prova e, se lo faremo, ci porremo rapidamente nella condizione di comprendere quanto importanti siano, soprattutto nei primissimi mesi di vita di questo nuovo abitante del nostro pianeta, il contatto corporeo, l’affetto, la tenerezza e la sensazione di sentirsi protetti.

Un dono d’amore

Il massaggio vi aiuterà a donare al vostro bebè un’attenzione amorevole e mirata: i contatti corporei ripetuti e costanti soddisfano il suo bisogno di amore e di tenerezza, un bisogno assoluto quanto quello di essere nutrito e di riposare. Il contatto con le mani della madre tranquillizza il bambino e gli fa percepire in maniera concreta di essere amato. Nella sua famosa canzone *Love* John Lennon cantava *Touch is love, love is touch*: ‘toccare è amore, amore è toccare’.

Gli sfioramenti dolci e il caldo contatto tra la sua pelle e quella della mamma rievocano nel bebè l’intimo senso di protezione percepito nel grembo materno. E il ritmo del massaggio sembra perpetuare il ritmo del battito cardiaco della madre, il ritmo del suo respiro e dei suoi movimenti, tutti elementi che lo hanno accompagnato fino al momento della nascita.

UN'OCCASIONE ANCHE PER IL PAPÀ

Il massaggio del bambino non è di assoluta competenza delle mamme, può anzi diventare un mezzo ideale di cui possono servirsi i papà che desiderino creare uno stretto legame con il proprio figlio. È del resto evidente che il rapporto con la madre si crea spontaneamente già attraverso l'allattamento.
Per il padre, invece, instaurare un legame profondo con il bambino, e vivere con lui momenti di intimità e amore, rappresenta un processo spesso più lento (e non sempre facile) perché con un bambino così piccolo non si può ancora giocare né tanto meno parlare.
Attraverso il massaggio anche il papà può instaurare precocemente un forte legame con il neonato. Imparerà a percepire e a interpretare il suo umore e le sue reazioni e a prendere consapevolezza del fatto che questo minuscolo essere non è così fragile come si potrebbe pensare a prima vista.
Sempre grazie al massaggio, il bebè imparerà a sua volta a identificare anche nel padre una persona di riferimento affidabile che, esattamente quanto la madre, si prende cura di lui e ha a cuore il suo benessere.

Il potere delle vostre mani

Massaggiando regolarmente il bebè potrete scoprire le molteplici possibilità di questa pratica: le vostre mani possono accarezzare il bambino, calmarlo, stimolarlo, infondergli sicurezza e protezione e perfino alleviarne i disturbi. E non solo: voi stessi diventerete più sensibili ai segnali che il piccolo cercherà di trasmettervi con il linguaggio del corpo dal momento che ancora non può farlo per mezzo delle parole.
Mediante il suo comportamento il lattante segnala ciò che gli piace, ciò che non gradisce e ciò di cui ha bisogno: con i gesti, l'espressione del volto e i primi suoni, siano essi strilli oppure borbottii, comunica ciò che prova o che desidera.

IL LEGAME PIÙ PROFONDO

Nella vita del neonato la persona più importante è la madre: è lei che non solo lo nutre e lo accudisce, ma che gli dona anche quell'affetto capace di trasmettergli la sicurezza e la fiducia indispensabili per intraprendere al meglio il suo sviluppo psicofisico.
Durante il primo anno di vita il lattante cresce a velocità vertiginosa. Scopre un'enorme quantità di cose nuove assimilandole a un ritmo sorprendente e in un arco di tempo molto breve. Affrontare uno sviluppo tanto rapido gli sarà più facile se fin dall'inizio si sentirà protetto e al sicuro.
Il legame con la madre è la base sulla quale il piccolo potrà continuare a sviluppare la fiducia originaria che gli consentirà di scoprire il suo mondo e le proprie capacità con curiosità e intelligenza.

Un rapporto esclusivo

Subito dopo il parto tra il neonato e la sua mamma si instaura un canale di comunicazione destinato a consolidarsi e a crescere nel tempo in cui le parole sono superflue.
Tanta tenerezza e molte carezze rafforzano fin dai primi attimi questo intimo legame. Non a caso, subito dopo il parto, i neonati vengono quasi sempre adagiati sul ventre materno dove

potranno ritrovare il consueto battito cardiaco e il calore corporeo della madre, dove potranno lasciarsi avvolgere dal profumo della pelle della persona che è per loro la più importante del mondo. Ciò li aiuterà a superare più rapidamente lo stress neonatale.
Il massaggio del lattante rappresenta un dolce ed efficace protrarsi di questo primo contatto corporeo. Naturalmente ogni giorno la mamma ha mille occasioni per toccare il proprio bambino, quando lo accarezza, si prende cura di lui o più semplicemente gioca con lui. Nel massaggio, tuttavia, i contatti avvengono in maniera consapevole e specifica affinché tutto il corpo del piccolo ne risulti coinvolto. Ed è questo il motivo per cui una regolare pratica del massaggio giova in particolar modo a quel legame unico che unisce mamma e bambino.
Il massaggio può anche rivelarsi molto utile per lenire eventuali traumi neonatali dal momento che svolge un'azione rilassante e fa sentire il piccolo al sicuro anche in questa sua nuova vita.

TRASMETTERE SICUREZZA, AFFETTO E TENEREZZA

Fin dai primi momenti di vita il bambino deve avvertire la sicurezza, l'affetto e la tenerezza dei genitori.
Purtroppo non tutti sono capaci di offrire una tale amorevole dedizione, peraltro così im-

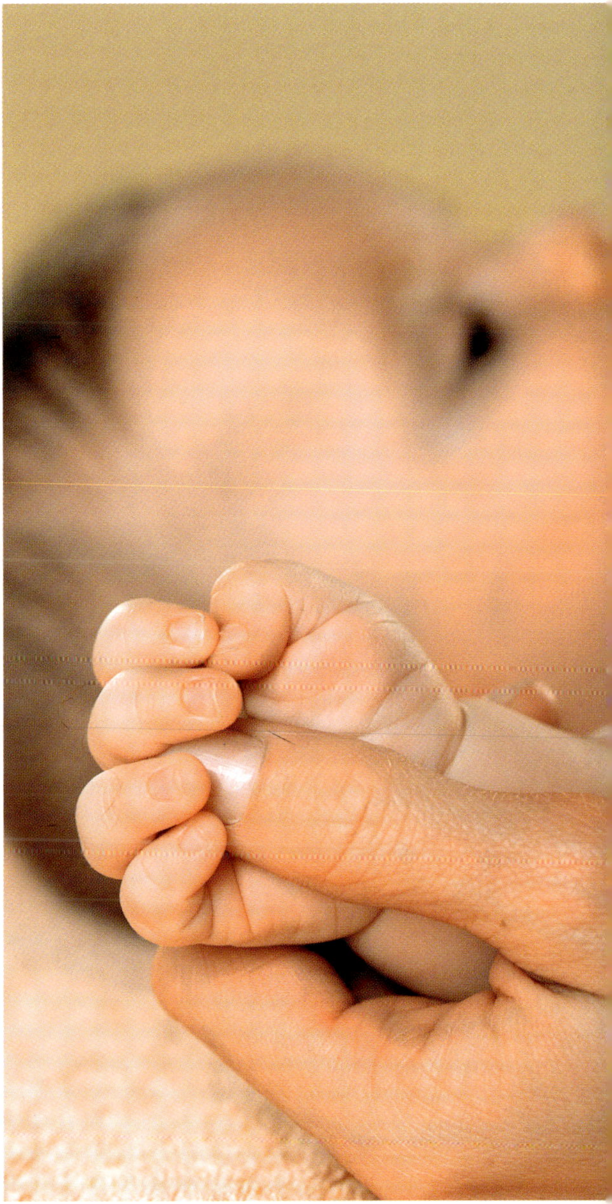

Per affrontare al meglio lo sviluppo, il neonato ha bisogno di un costante contatto corporeo con i genitori.

portante per un sano sviluppo durante la primissima infanzia. Alcuni genitori si sentono letteralmente sopraffatti dalle esigenze del loro piccolo. Altri non si rendono pienamente conto di quanto il loro affetto e le loro attenzioni siano importanti soprattutto durante i primi mesi di vita.

Una spinosa eredità

In Europa, come del resto in tutto il mondo occidentale, nel XVIII secolo era molto diffuso il concetto secondo il quale il troppo amore e le troppe attenzioni davano origine a figli viziati e privi di una seria educazione. Per questo motivo, mediante una dura disciplina e metodi educativi severi si tendeva a trasformare i bambini in veri e propri 'piccoli adulti' costretti a controllare, e a reprimere, le proprie esigenze.

Naturalmente, nell'ambito di un sistema educativo tanto rigido e autoritario veniva lasciato pochissimo spazio alle carezze affettuose, al calore umano e al senso di sicurezza.

Quanto ai bebè, dovevano accontentarsi di essere nutriti e mantenuti puliti e asciutti, mentre le giovani madri venivano tempestivamente scoraggiate a manifestare 'eccessiva' tenerezza nei rapporti con i neonati.

Oggi non è difficile comprendere quale sofferenza e quanta solitudine abbiano potuto suscitare in questi bambini una simile freddezza e una tale mancanza di manifestazioni di amore.

Il bambino piccolo, che è ovviamente privo della benché minima esperienza di questo mondo, ha la possibilità di percepire che è benvoluto e che è circondato da persone che si prendono cura di lui solo mediante le premurose attenzioni della sua mamma e l'amorevole contatto (corporeo) con lei.

Dubbi e consigli

Anche oggi può capitare che qualche sedicente esperto, sebbene con le migliori intenzioni, sia prodigo di consigli del tutto sbagliati. Suggerendo, per esempio, di non preoccuparsi quando il bambino strilla: bisogna lasciarlo piangere e urlare. È incredibile come sia facile dimenticare che, nei primi mesi di vita, il lattante non ha altra possibilità di attirare l'attenzione sui propri bisogni se non con i suoi lamenti, pianti e urli. E poiché le cure e le attenzioni sono per lui di importanza vitale, il piccolo non ha altra scelta: deve per forza strillare a più non posso non appena ha fame o si sente solo e trascurato.

Nella vita di un lattante, tra le necessità primarie figurano in prima linea, accanto al cibo e al sonno, il bisogno di affetto e di protezione. Generalmente i piccoli che non vengono accarezzati e presi affettuosamente tra le braccia hanno uno sviluppo sensibilmente inferiore rispetto a quelli che sono oggetto di attenzioni premurose.

Il massaggio dolce del bebè può essere il primo passo per esprimere in maniera 'tangibile' l'amore materno e per creare un solido legame tra madre e bambino. Ma anche quando questo rapporto si è già creato spontaneamente, la pratica regolare del massaggio rafforzerà la sicurezza e la fiducia e renderà quindi tanto più intenso il vincolo che unisce l'uno all'altra, il bambino e la sua mamma.

Il contatto fisico rafforza il legame tra madre e figlio.

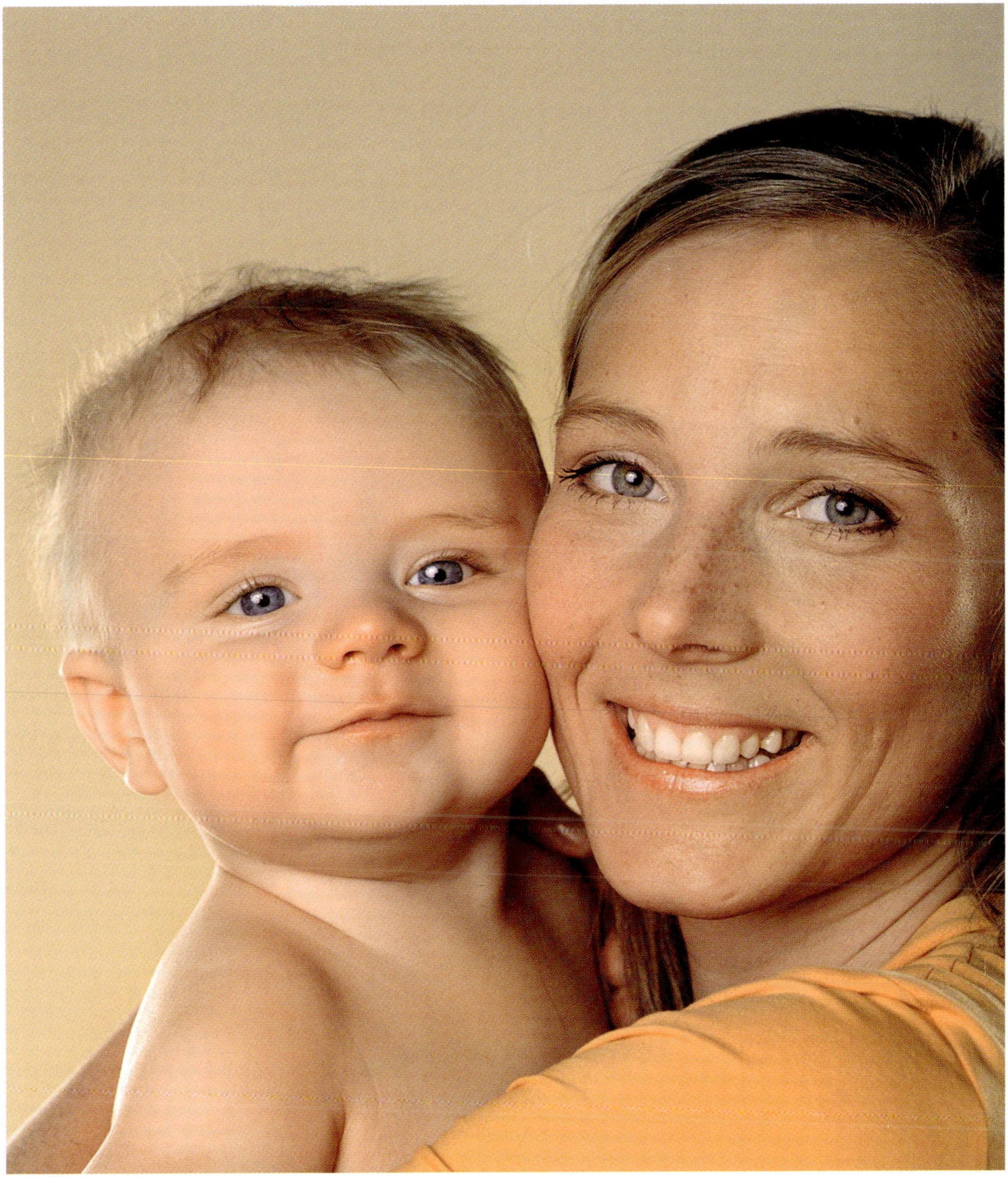

Gli effetti del massaggio sul bebè

Gli effetti di gran lunga più significativi prodotti dal massaggio dolce sono una maggiore dedizione della madre nei confronti del suo bambino e un rafforzamento del legame che già li unisce.

I lievi sfioramenti sono un vero balsamo per la psiche del lattante poiché gli consentono di prendere coscienza che qualcuno si prende cura attivamente di lui.
I massaggi aiutano a combattere le crisi d'ansia e con l'andare del tempo rendono il piccolo sempre più equilibrato, più aperto e socievole.

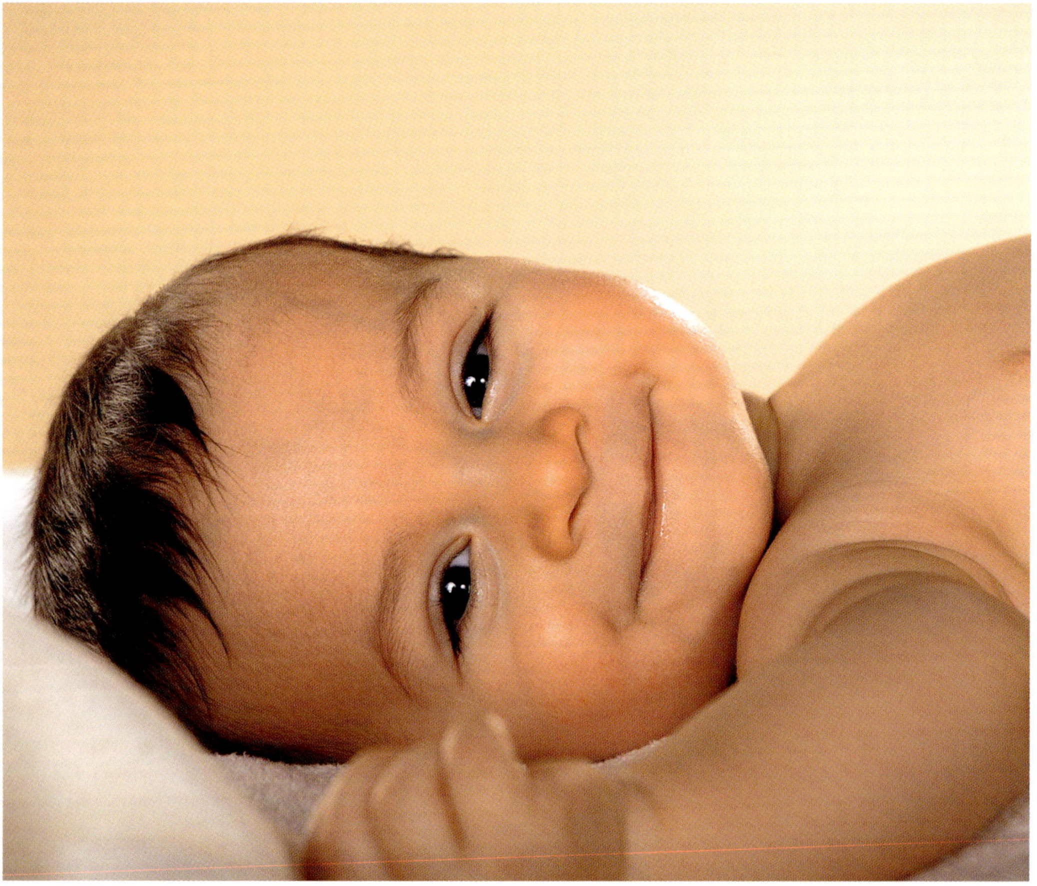

Il massaggio dolce eseguito con regolarità svolge una benefica azione sul corpo e sulla mente del bambino.

CAREZZE TERAPEUTICHE PER I BIMBI PREMATURI

In base ad alcuni studi effettuati negli Stati Uniti è stato evidenziato che i prematuri massaggiati quotidianamente aumentano più rapidamente di peso e sono più vivaci e attivi dei prematuri ai quali non viene riservata questa pratica. Rispetto a questi ultimi, i primi si sviluppano più rapidamente anche dal punto di vista neurologico e possono essere dimessi precocemente.

Anche nel nostro Paese in molti reparti di neonatologia si va sempre più frequentemente osservando che il contatto cutaneo, gli sfioramenti e il tocco amorevole delle mani rivestono un'enorme importanza soprattutto per i bambini nati prematuramente. Per questo motivo vengono sempre più incoraggiati il contatto corporeo con la madre, gli sfioramenti e i massaggi mirati.

I benefici per lo sviluppo psicofisico

Il massaggio del bebè non svolge soltanto un'azione positiva sul benessere psichico del bambino, ma ha anche effetti tangibili sul suo benessere fisico.

- Il massaggio aiuta il bambino a sviluppare un regolare ritmo del sonno.
- Gli sfioramenti estesi sollecitano le capacità sensoriali del bambino, in particolare quella tattile. Vengono inoltre stimolate la percezione corporea, la coordinazione e le capacità motorie.
- Il massaggio migliora l'irrorazione sanguigna a livello della cute e della muscolatura. Fortifica i muscoli e allenta gli stati di tensione.
- I massaggi dell'addome esplicano un benefico effetto sul sistema digestivo. Aiutano a lenire il meteorismo e i dolori addominali, molto frequenti nei primi mesi di vita del bambino (le cosiddette coliche del lattante o dei tre mesi).
- Il massaggio del bebè stimola la respirazione e migliora in questo modo l'apporto di ossigeno a tutti gli organi del corpo. Praticato regolarmente, può contribuire a difendere il bambino dalle malattie delle vie respiratorie.
- Anche il sistema immunitario trae benefici dai massaggi poiché il livello di ormoni dello stress si mantiene basso.
- Da vari studi scientifici è emerso che i massaggi eseguiti regolarmente contribuiscono a rendere meno frequenti gli accessi di pianto e di strilli del bambino, mantenendolo più tranquillo e migliorando la qualità del suo sonno.
- Questi studi hanno inoltre rilevato che i massaggi attenuano la produzione degli ormoni dello stress quale il cortisolo.

Gli effetti sullo sviluppo mentale

I massaggi stimolano lo sviluppo corporeo del bambino, prevengono i piccoli disturbi quotidiani e hanno un effetto rilassante. Nello stesso tempo sollecitano anche lo sviluppo mentale perché il loro effetto benefico si ripercuote anche sul cervello. Gli stimoli neuronali indotti dal tocco delle mani rafforzano la percezione corporea del vostro bam-

bino. Già durante i primi mesi di vita i neonati devono per prima cosa imparare che le manine e i piedini che continuamente compaiono nel loro campo visivo appartengono al loro corpo. Una buona percezione corporea è la premessa indispensabile che permette, nei mesi seguenti, di compiere movimenti mirati. I massaggi aiutano il bambino a percepire meglio il proprio corpo e allenano la sensibilità della cute perché gli stimoli indotti dal contatto fisico favoriscono la produzione di nuove vie e connessioni nervose nel cervello.
Lo sviluppo dei sensi e della motricità è il primo passo verso lo sviluppo di tutte le capacità fisiche e mentali, e il massaggio mirato del bebè rappresenta un metodo del tutto naturale per stimolare e potenziare questo processo.

EFFETTI BENEFICI ANCHE PER LA MADRE

Il massaggio apporta benefici non solo al piccolo, ma anche alla sua mamma. Non sempre il legame tra i due si crea immediatamente. Non poche donne, nonostante nei lunghi mesi della gravidanza si siano sentite un cosa sola con il loro bambino, subito dopo il parto provano un senso di estraneità alla vista della loro creatura.
Anche la stanchezza, i dolori sofferti durante il travaglio, il nuovo senso di responsabilità e le preoccupazioni per la salute del bambino possono essere causa di un temporaneo atteggiamento di disagio della madre nei confronti del neonato.
Il legame tra madre e figlio si rafforza giorno dopo giorno, da una parte grazie all'allattamento, dall'altra perché a poco a poco entrambi imparano a conoscersi meglio e ad acquisire un ritmo di vita comune. Il massaggio del bebè favorisce questo processo. È infatti stato dimostrato che le donne colpite da depressione post partum che effettuano il massaggio del neonato si riprendono più rapidamente e denotano un'interazione con il loro bambino nettamente migliore.

Autostima e armonia

Il regolare massaggio del lattante rafforza l'autostima della madre. La aiuta a imparare meglio e più rapidamente come accudire il bambino, a individuare le sue preferenze e ciò che invece non gli piace.
Le madri che massaggiano spesso il loro piccolo acquistano una particolare sensibilità nel captarne i bisogni e nell'interpretarne i segnali.
Nelle primipare, e soprattutto se si tratta di madri in giovane età, il massaggio aiuta a sentirsi all'altezza della situazione nonostante l'inesperienza. La consapevolezza di essere in grado di dare sollievo al proprio figlio, per di più con un metodo tanto semplice e immediato, infonde tranquillità in ogni madre. Imparando sempre meglio a interpretare il linguaggio del corpo del figlio, le madri imparano anche a reagire adeguatamente ai suoi pianti o ai suoi urli, e questo porta, con il passare dei giorni, a vivere insieme con sempre maggiore serenità e armonia.

I massaggi dolci del bebè sono un balsamo per la madre e per il bambino.

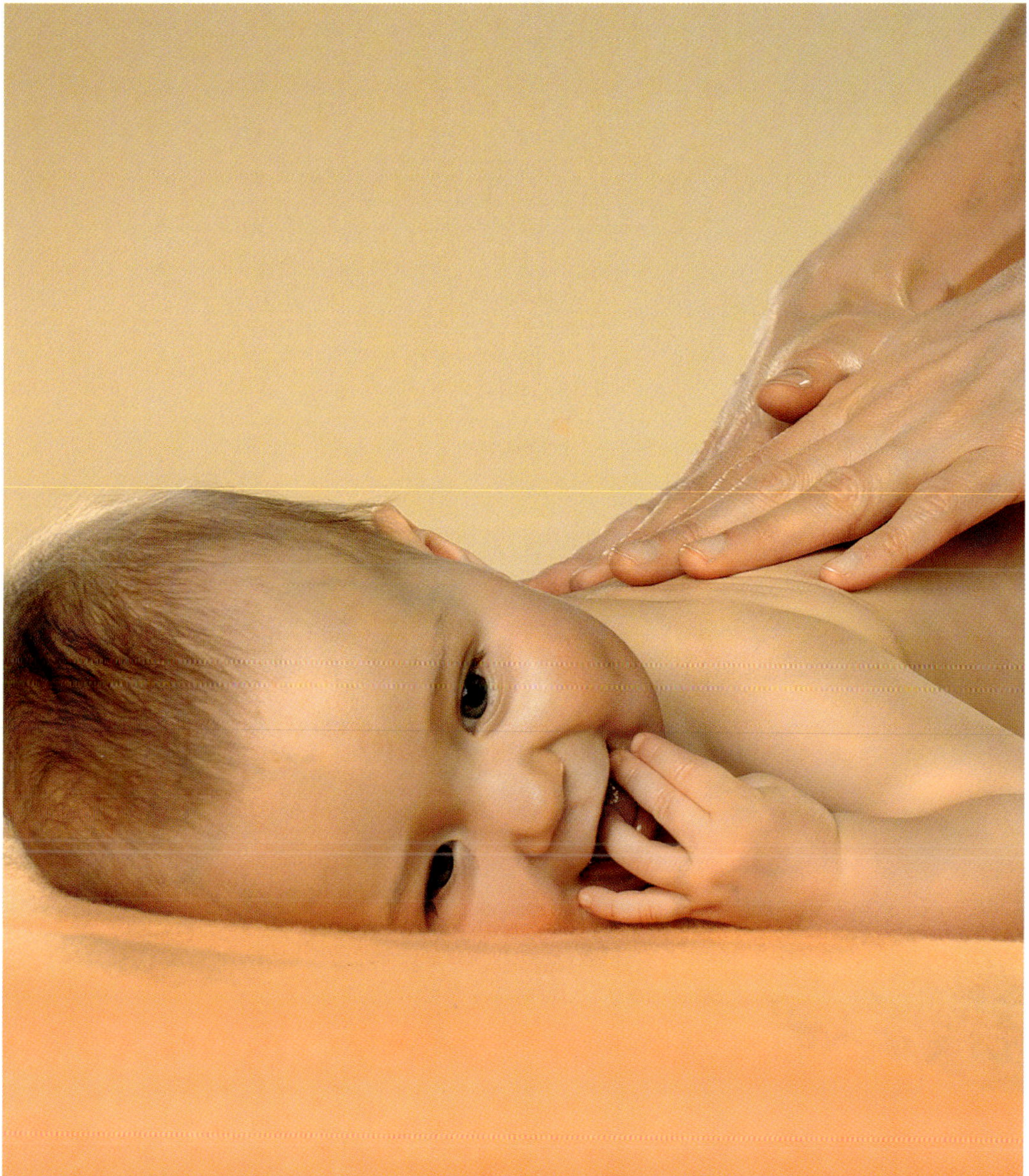

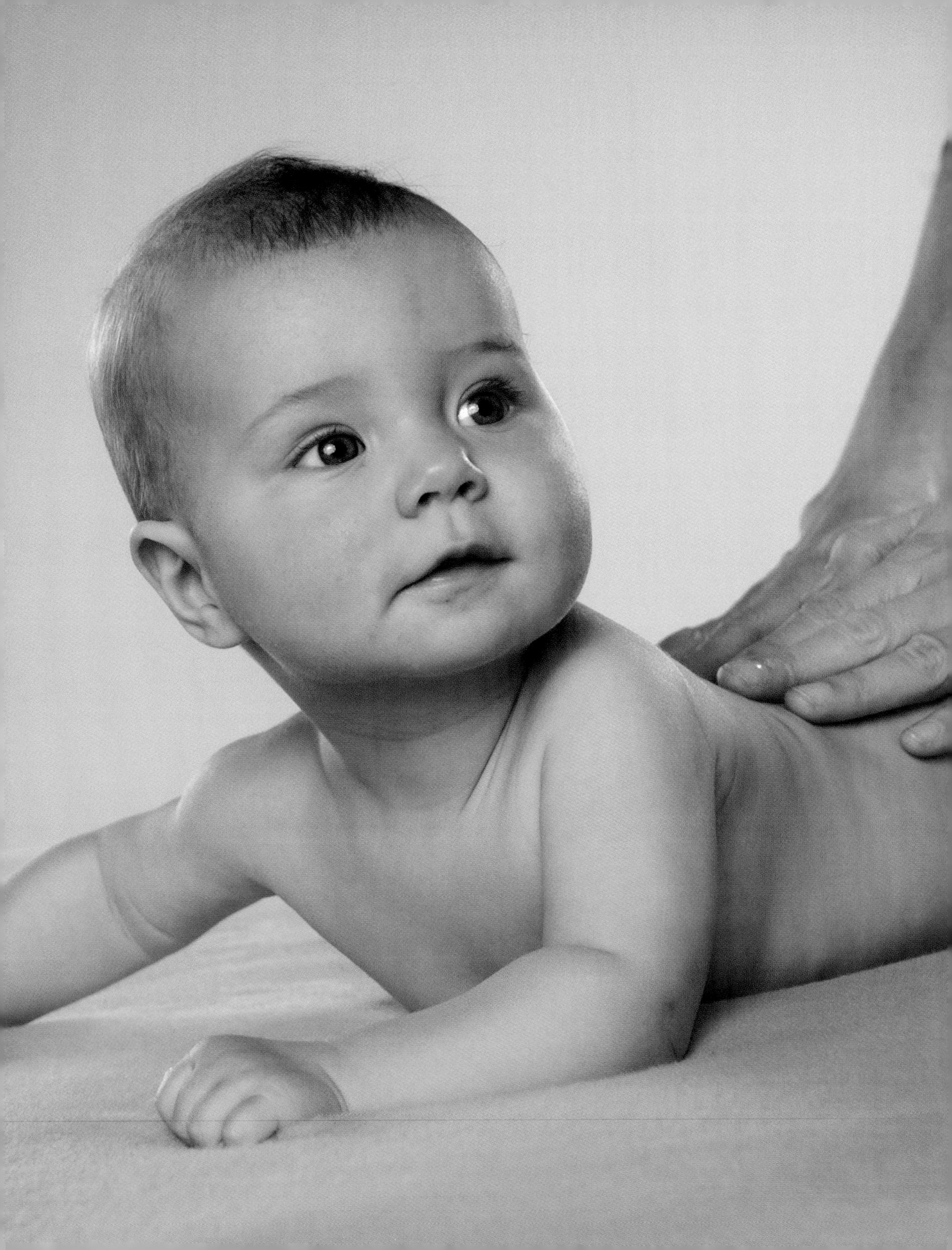

Una calda atmosfera e amorevoli cure

Per praticare un massaggio al vostro bambino tutto ciò che vi occorre è l'amore accompagnato da tenerezza e sensibilità. Non vi serviranno particolari preparativi neppure se sarete in viaggio con il bambino. Se riuscirete a trovare un angolino tranquillo nel quale potervi concentrare indisturbati sul vostro bebè, potrete eseguire il massaggio anche in albergo oppure a casa di amici o parenti.

Il bambino trarrà beneficio dal massaggio ovunque, perfino se si trova con la sua mamma ai giardini pubblici o in piscina.

In India questo massaggio viene effettuato ovunque la madre abbia la possibilità di appartarsi per qualche minuto e possa disporre di un piccolo spazio per occuparsi del bambino, perfino sul ciglio di una strada, ai margini di un mercato o in un ambiente caotico: le cose che contano veramente sono la presenza e le attenzioni della mamma.

Creare un'oasi di tranquillità e condivisione

Fatta salva questa premessa, creare un ambiente raccolto in cui potervi dedicare interamente al vostro bambino vi sarà di grande aiuto. Concedete dunque a voi stessi e al bambino il lusso di trasformare il tempo e il luogo del massaggio in un'oasi di intima condivisione. Soprattutto all'inizio dovrete prendervi tutto il tempo necessario per potervi concentrare sul bambino e sulle sue reazioni. Dopo i lunghi mesi trascorsi al riparo e nella quiete del grembo materno, durante le prime settimane di vita il neonato si trova a disagio in un ambiente pieno di rumori e confusione. Vale dunque il principio che quanto più il bambino è piccolo tanto più ha bisogno di tranquillità e di un ambiente protetto dalle innumerevoli interferenze provenienti dall'esterno.

In India esiste una consolidata tradizione per cui, nelle prime settimane dopo il parto, le madri si ritirano in un locale tranquillo e poco illuminato (al quale hanno accesso solo pochi intimi) dove si appartano con il loro bambino per abituarsi alla reciproca presenza e trovare con calma un giusto ritmo di vita in comune.

Una pausa nella quotidianità

Lo stile di vita moderno spesso offre ben poche possibilità di ritagliarsi uno spazio di tempo tutto per sé. Per questo è tanto più importante che riusciate a trasformare il massaggio in un'isola di quiete, un ritaglio di tempo riservato solo a voi e vostro figlio. Oltre all'allattamento e alle cure quotidiane, questa pratica vi offre la meravigliosa possibilità non solo di dedicarvi esclusivamente e

consapevolmente al bambino e al suo benessere, ma di esprimere la vostra tenerezza con ogni singolo tocco delle vostre mani.
Molte madri considerano il massaggio del lattante non come un dovere in più, ma come una gradevole pausa che dona anche a loro tranquillità e relax, consentendo così di affrontare più serenamente i numerosi impegni imposti dalla vita di ogni giorno.

LA POSIZIONE DEL MASSAGGIO: CONFORTEVOLE PER LA MAMMA, SICURA PER IL BAMBINO

Durante i corsi di massaggio viene spesso consigliato alle madri di sedersi sul pavimento e di adagiare il bambino sulle gambe tese. Questa è una posizione tipica del massaggio indiano. È vero che così il bambino è al caldo e in posizione stabile, però si dimentica che le donne indiane sono abituate a stare sedute per terra. Quelle occidentali, abituate a sedie e poltrone, raramente riescono a restare a lungo sedute per terra in completo relax. Ma questa è proprio la cosa più importante: per potere eseguire correttamente il massaggio è indispensabile essere molto rilassati. Perciò mettetevi all'opera dopo avere scelto la posizione che ritenete più comoda per voi.
Se invece volete massaggiare il bambino tenendolo sulle gambe tese in avanti, potrà esservi d'aiuto appoggiarvi a una parete mettendo uno spesso cuscino dietro la schiena. Potete anche sedervi a gambe incrociate tenendo il bambino in grembo adagiato su un cuscino.
Se avete problemi di schiena, non abbiate timore di eseguire il massaggio sul fasciatoio o su un'altra superficie orizzontale.
Dovete fare attenzione che la posizione del bambino sia sicura: non allontanatevi mai da lui neppure per un breve istante. Per maggiore sicurezza è sempre meglio tenere una mano appoggiata al suo corpo. Prima di iniziare assicuratevi di avere a portata di mano l'olio per massaggi e quant'altro vi potrà essere utile.

CHE COSA OCCORRE

Per eseguire il massaggio del bebè vi occorrono un telo di spugna morbido e piuttosto spesso o un cuscino, e un buon olio per massaggi.
Eseguite il massaggio stendendo una tela cerata sotto l'asciugamano o il cuscino sul quale adagiate il bebè e tenete a portata di mano il necessario per pulire il bambino che, per effetto del rilassamento indotto dal massaggio, potrebbe evacuare.

L'AMBIENTE IDEALE

Poiché durante il massaggio il bambino è nudo, questa pratica va eseguita in un locale molto caldo. Potete utilizzare una lampada riscaldante oppure un diffusore di aria calda. Le zone del corpo che non volete ancora massaggiare andranno mantenute al caldo, per esempio avvolgendole in una morbida copertina. Per valutare meglio i valori della temperatura indossate abiti leggeri. Durante i mesi estivi il massaggio potrà essere effettuato all'aperto, ma in una zona riparata dal vento e

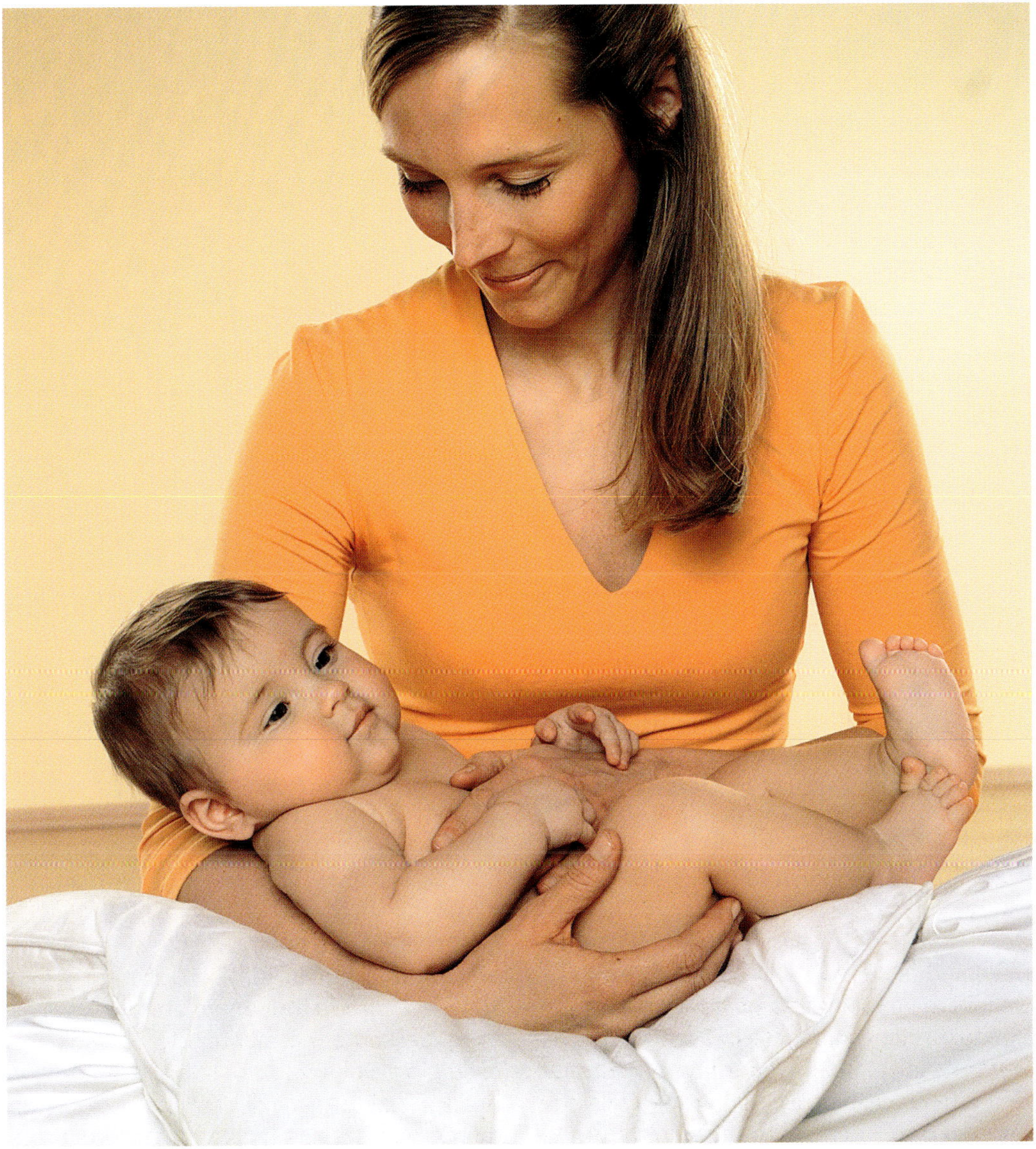

Potete massaggiare il bambino stando sedute a terra o in piedi davanti al fasciatoio: ciò che conta è che assumiate una posizione confortevole.

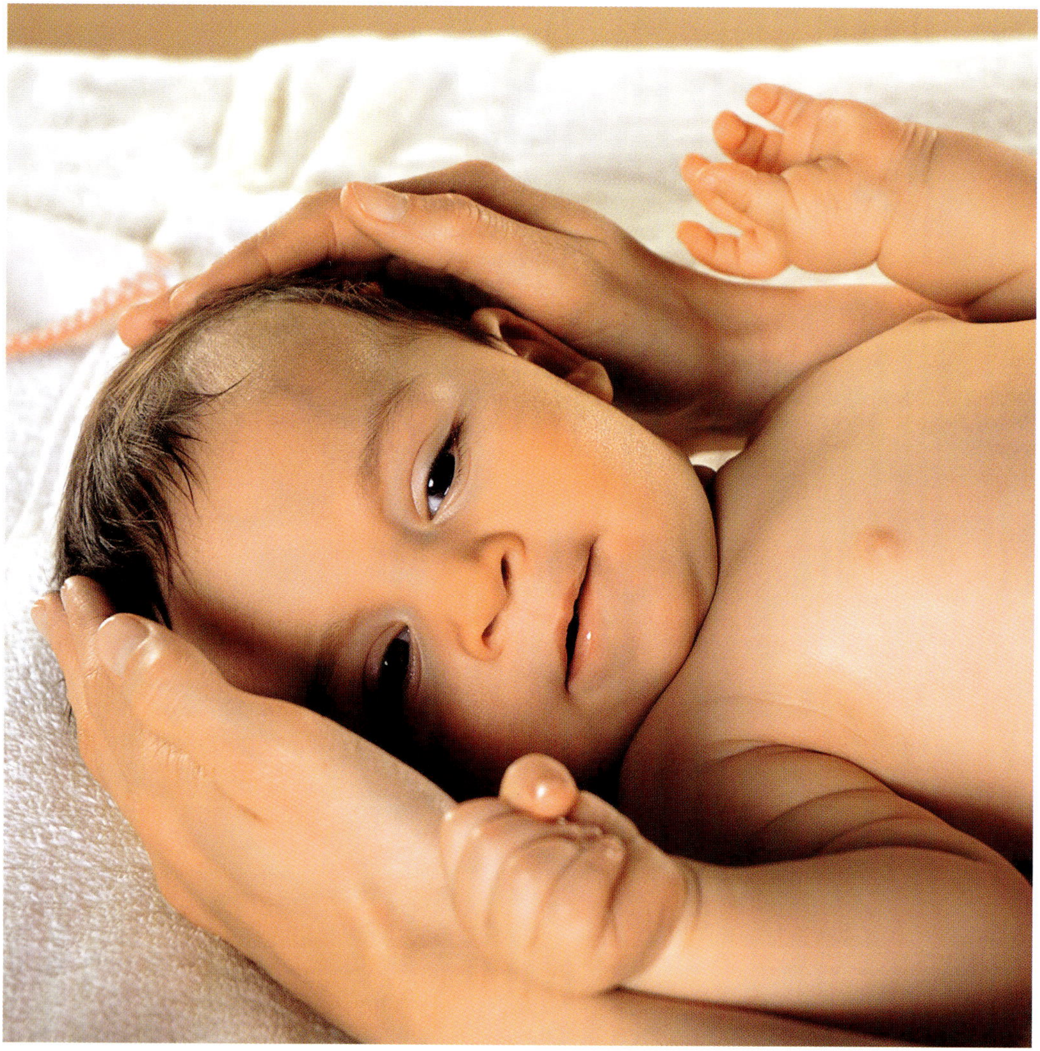

Amore e tenerezza sono le uniche 'doti' richieste per il massaggio del bebè.

non esposta direttamente ai raggi solari. Durante il massaggio, per favorire il rilassamento provvedete a illuminare l'ambiente con una luce attenuata, soffusa. Spegnete la luce centrale per evitare che colpisca direttamente il bambino infastidendolo (i lattanti dirigono automaticamente lo sguardo su qualsiasi fonte luminosa).

Musica tranquilla e delicati profumi per intensificare il benessere

Un vantaggio non trascurabile del massaggio del bebè è che può essere effettuato senza dover affrontare grosse spese.
Per far sì che questo momento sia non solo una pausa nella frenesia della giornata, ma un'esperienza unica per voi e il vostro bambino, potreste creare una particolare atmosfera che intensifichi la sensazione di benessere con l'aiuto di una musica dolce e di un delicato profumo. A tale scopo sono particolarmente adatti tranquilli brani musicali tenuti a volume basso e un diffusore di profumi che potrete caricare con gli stessi oli essenziali usati per il massaggio: rosa, lavanda o camomilla. Questi semplici accorgimenti saranno sufficienti per aumentare ancora di più l'efficacia del massaggio.

Affidatevi al vostro intuito

Non è essenziale imparare punto per punto le tecniche del massaggio del bebè: la cosa verrà da sé se sarete rilassati e la vostra mente si sarà alleggerita di ogni ansia e preoccupazione. Leggete con calma e tranquillità le manovre esposte in questo libro fino a che vi sentirete in grado di eseguirle senza difficoltà, poi dimenticate rapidamente i suggerimenti tecnici.
Procedere con sensibilità e intuito, è più importante che eseguire meccanicamente le tecniche del massaggio. A questo proposito, i consigli che seguono vi potranno essere di prezioso aiuto.

Seguite il ritmo del vostro respiro

Il feto è cresciuto nel vostro utero al ritmo del vostro battito cardiaco e del vostro respiro. Eseguite dunque il massaggio in armonia con i vostri atti respiratori. Un ritmo lento e regolare risulterà particolarmente gradevole.

Non distraetevi

Concentrate la vostra attenzione non solo sul bambino, ma anche su voi stesse. La vostra sensibilità vi fornirà preziose indicazioni su come procedere e sulla risposta del bambino: questi sono i fattori essenziali che dovrete imparare a percepire.
Un'attenzione consapevole vi sarà di grande aiuto. È importante non proseguire il massaggio se sentite che vi state irrigidendo perché la tensione è contagiosa e potreste trasmetterla al bambino. Appena avvertite un minimo disagio, non importa per quale motivo, interrompete il massaggio e rimandatelo a un altro momento più favorevole.

Osservate le reazioni del bambino

Durante il massaggio i segnali più importanti vi verranno inviati direttamente dal bambino. Con il comportamento, l'espressione del volto e le manifestazioni sonore sarà lui a comunicarvi se essere massaggiato gli piace o no. Questo non significa che dobbiate interrompere immediatamente il massaggio ogni volta che il bebè manifesta la sua disapprovazione. Talvolta i piccoli non gradiscono un particola-

re movimento delle mani materne oppure sono vittime di malesseri passeggeri o di altre sensazioni sgradevoli.
Se avete l'impressione che il bebè reagisca negativamente a determinate manovre, ricorrete a tutta la vostra sensibilità per cercare di capirne il motivo. Procedete con gradualità di massaggio in massaggio partendo da leggerissimi sfioramenti fino ad arrivare alla manovra completa. In questo modo aiuterete il vostro bambino a rilassarsi completamente.

Riscoprite il valore della lentezza

Il massaggio del bebè va sempre eseguito lentamente e in completo relax. Il bambino non ne trarrà alcun giovamento se i movimenti delle vostre mani saranno troppo rapidi o frettolosi.
Eseguendo tutti i movimenti con lentezza e seguendo il ritmo respiratorio, constaterete che il massaggio avrà anche su di voi un effetto rilassante più intenso.

Trasmettete tranquillità

I lattanti sono straordinariamente sensibili alle variazioni di umore di chi sta loro accanto, in particolar modo a quelle di mamma e papà. Se i genitori sono rilassati, i bambini percepiscono il mondo come un luogo rassicurante. Al contrario, quanto più i genitori sono stressati e nervosi tanto più il bebè si abituerà a reagire alle situazioni con irrequietezza e tensione.
Il vostro atteggiamento calmo e sereno farà comprendere al bambino che il massaggio rappresenta un'occasione di gioia e di rilassamento per entrambi.

I PRODOTTI PIÙ ADATTI ALLA DELICATA PELLE DEL BAMBINO

Per praticare al meglio il massaggio si utilizzano appositi oli che favoriscono lo scivolamento delle mani sulla pelle delicata del bebè. Grazie a questa azione lubrificante potrete esercitare anche delle leggere pressioni senza il rischio di provocare fastidiose irritazioni cutanee.
La pelle del bebè è circa cinque volte più sottile di quella di un adulto e molto più sensibile. La scelta dell'olio giusto è quindi un elemento particolarmente importante.
Di solito i prodotti per massaggi sono composti da un olio di base, che deve presentare una specifica tollerabilità cutanea, e da un olio essenziale profumato dalle peculiari proprietà terapeutiche.

Gli oli non sono tutti uguali

Come olio di base per il massaggio del bebè è di fondamentale importanza utilizzare un olio vegetale naturale ottenuto mediante spremitura a freddo, meglio se di coltivazione biologica. Gli oli di base minerali (come molti 'Baby oil' che comunemente si trovano sugli scaffali dei supermercati o nelle farmacie) non sono adatti perché ostruiscono i pori o inaridiscono la pelle.
Particolarmente delicata è la scelta dell'olio essenziale più adatto (che non va assolutamente confuso con i comuni oli essenziali per la profumazione degli ambienti, che non devono essere usati a contatto con la pelle).
A causa del loro complesso processo di produzione, gli oli essenziali naturali sono piut-

tosto costosi, ma quando si punta sulla qualità vale sempre la pena di spendere qualcosa in più.

Non fa differenza acquistare una miscela già pronta per l'uso o prepararne una in casa, l'importante è che gli ingredienti siano di alta qualità, tali cioè da produrre un effetto benefico sulla delicata pelle del bambino (e anche su quella delle vostre mani). Per andare sul sicuro, rivolgetevi a un negozio specializzato, come una farmacia o un'erboristeria, dove potrete trovare persone qualificate per consigliarvi nella scelta del prodotto più adatto al vostro caso.

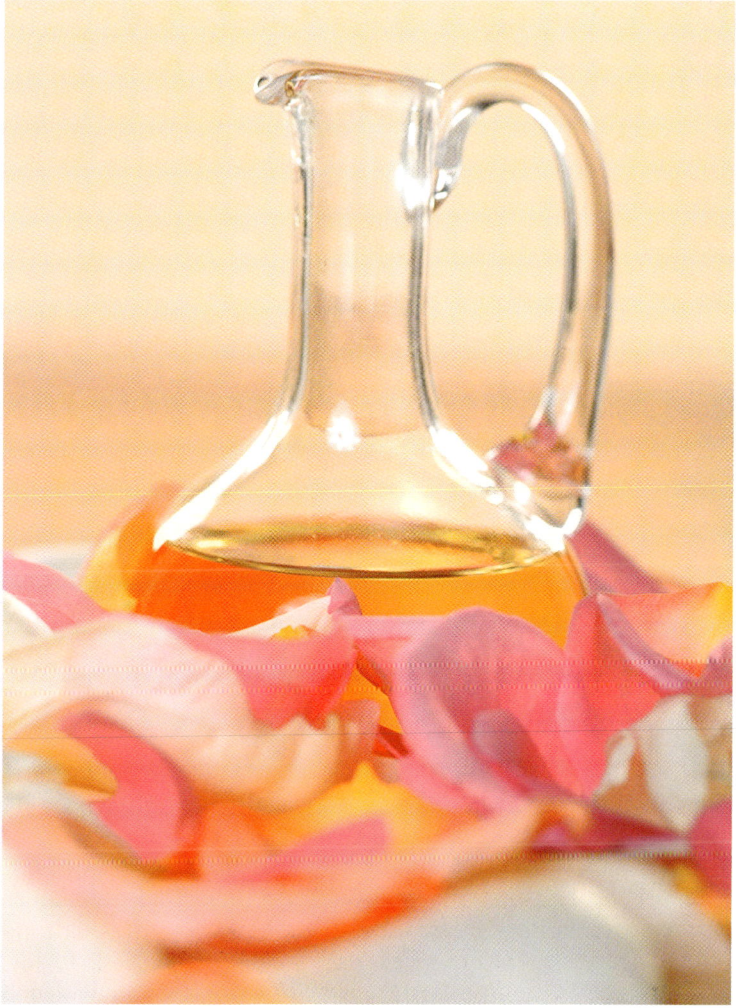

Le miscele utilizzate per i massaggi devono contenere ingredienti di origine vegetale.

L'importanza del dosaggio

Gli oli vegetali naturali di base penetrano in profondità e apportano alla cute acidi grassi insaturi, vitamine, minerali e oligoelementi.

Miscelati con gli oli essenziali possono svolgere particolari azioni terapeutiche e avvolgono il corpo per ore in un velo delicatamente profumato. Nelle prime settimane di vita è tuttavia consigliabile farne un uso estremamente limitato. Dopo la nascita, la cute del bambino ha bisogno di qualche tempo per sviluppare

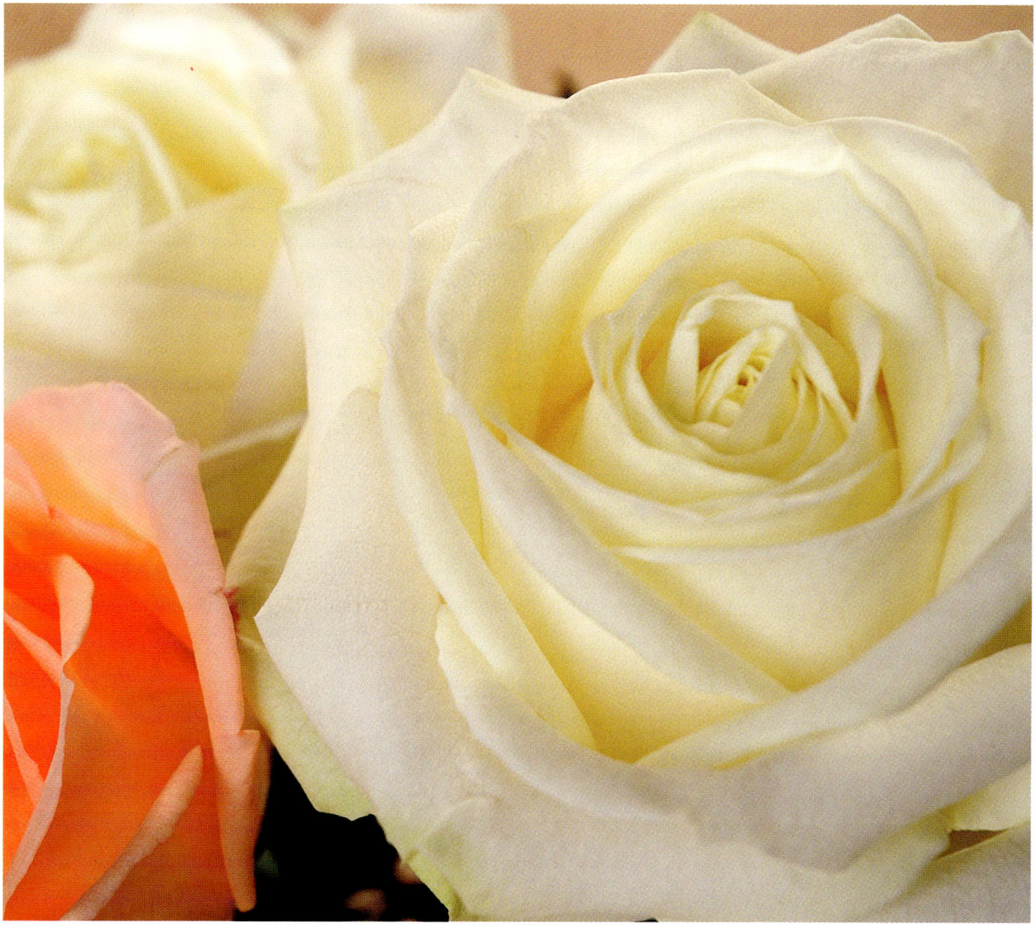

Molti oli essenziali, come quello estratto dalla rosa, hanno un effetto sedativo e rilassante.

completamente tutte le sue funzioni, e un dosaggio eccessivo di oli essenziali potrebbe risultare dannoso. Gli oli specifici per neonati rispondono alle particolari esigenze della cute del bebè e in genere assicurano un'elevata tollerabilità. In caso di pelle particolarmente sensibile, è consigliabile limitarsi a praticare il massaggio con un olio di base di alta qualità rinunciando agli oli essenziali. Inizialmente attenetevi al criterio di usare solo una piccola quantità di olio (quella sufficiente a fare scivolare con facilità le mani sulla cute del bambino) e prestate attenzione a come reagisce la pelle (vedi il box 'Il test di tollerabilità' a p. 28).

Mandorla, avocado... i migliori oli di base

I seguenti oli vegetali sono particolarmente indicati per il massaggio del bebè e normalmente sono ben tollerati.

- **Olio di mandorle dolci**: penetra molto agevolmente nella pelle e ha un profumo delicato. Svolge un'azione blandamente sedativa ed è molto ben tollerato dalla cute, che risulta perfettamente lubrificata. L'unico svantaggio è che irrancidisce rapidamente e perciò è opportuno acquistarne di volta in volta solo piccole quantità.
- **Olio di avocado**: si spalma con particolare facilità e rende la pelle elastica e idratata, prevenendone l'inaridimento. Rimane inalterato per qualche mese se conservato in un luogo fresco al riparo dalla luce.
- **Olio di nocciolo di albicocca**: è simile all'olio di mandorle; l'elevata concentrazione di acidi grassi insaturi lo rende facilmente deperibile e va quindi acquistato in piccole quantità. A parte questo, è straordinariamente adatto alla cura della pelle. Ha un delicato profumo fruttato e contiene molte preziose vitamine.
- **Olio di jojoba**: in senso stretto non è un olio, ma una cera che diventa fluida. È praticamente inodore e, poiché può essere conservato a lungo, si presta molto bene come base delle miscele di oli essenziali profumati. L'olio di jojoba idrata la pelle secca e non lascia tracce di unto.
- **Olio di germe di grano**: questo olio viene spesso utilizzato per la cura della pelle sia perché è particolarmente ricco di vitamina E sia perché protegge efficacemente l'epidermide. In concentrazioni elevate può provocare macchie rossastre sulla cute e sugli indumenti. A causa del suo odore penetrante è indicato per le miscele con altri oli di base.

Lavanda, rosa, finocchio... l'uso degli oli essenziali

Se non vengono diluiti, gli oli essenziali non devono essere portati a contatto diretto con la pelle perché possono provocare irritazioni e reazioni allergiche. Se usati correttamente, costituiscono l'ingrediente chiave di ogni buon olio per massaggi, e non solo per il bebè, ma anche per la mamma.

Gli oli essenziali ricavati dai fiori, dalle foglie, dai frutti o da altre parti di particolari specie vegetali vengono ottenuti mediante distillazione in corrente di vapore. Poche gocce di olio essenziale corrispondono a diversi chilogrammi della parte di pianta dalla quale derivano, e se non fosse sufficiente impiegarne minime quantità per ottenere un'azione efficace, il loro costo sarebbe molto elevato.

L'olio per massaggi destinato al vostro bambino deve contenere esclusivamente oli essenziali di cui sia stata testata la tollerabilità da parte della sensibilissima pelle dei lattanti.

Ricordate che molti oli essenziali vegetali possono essere messi a diretto contatto della cute solo a partire da una certa età. Quelli elencati di seguito sono generalmente ben tollerati e sono quindi indicati anche per il massaggio del bebè.

- **Lavanda** (*Lavandula officinalis*): ha un'azione sedativa e spasmolitica e favorisce il rilassamento. Intensifica l'azione del massaggio favorendo il sonno.

- **Rosa** (*Rosa damascena*): è uno degli oli essenziali più pregiati. Migliora l'umore, rendendolo più stabile e sereno.
- **Finocchio** (*Foeniculum vulgare dulce*): è un coadiuvante nel meteorismo e stimola la digestione. Rasserena e tranquillizza.
- **Camomilla romana** (*Chamaemelum nobile* o *Anthemis nobilis*): migliora l'umore e favorisce il sonno. Ha inoltre un effetto spasmolitico ed è indicato anche per lenire molti disturbi da raffreddamento.
- **Vaniglia** (*Vanilla planifolia*): il suo dolce aroma stimola l'appetito mentre il suo delicato profumo induce il buon umore e combatte l'ansia.

IL TEST DI TOLLERABILITÀ

In queste pagine sono proposti solo oli con un'elevata tollerabilità. Tuttavia, soprattutto per quanto riguarda gli oli essenziali, è indispensabile accertarsi, prima di iniziare il massaggio, che il bambino non manifesti una reazione allergica. A tale scopo versate una goccia della miscela già pronta nella piega del gomito del bebè, strofinate delicatamente e aspettate 10-20 minuti. Se notate un arrossamento anche minimo della pelle l'olio essenziale va subito eliminato.
Attenzione. In linea di principio non si devono mai usare miscele di oli essenziali per massaggiare la pelle del viso.

Le miscele già pronte e quelle preparate in casa

Nella scelta dell'olio per massaggi molti genitori si affidano a miscele già pronte. Fin qui nulla da obiettare: sempre che al momento dell'acquisto si scelga un olio di alta qualità, cioè composto da sostanze naturali (meglio se provenienti da coltivazione biologica) e che non contenga profumi, conservanti e altri composti chimici.
I cosiddetti 'Baby oil' a base di olio minerale, cioè derivato dal petrolio, non sono assolutamente indicati per il massaggio del bambino, anzi possono risultare molto dannosi per l'epidermide.
Diffidate dunque dei 'Baby oil' che si trovano comunemente sugli scaffali dei supermercati e che annoverano nell'elenco delle sostanze presenti: mineral oil, paraffina liquida o in cera, olio di paraffina, petrolatum, cera microcristallina, ozokerite o cerasin.

RICETTA DI BASE DELL'OLIO PER MASSAGGI DEL BEBÈ

INGREDIENTI
- 100 ml di olio di base
- 1-3 gocce di olio essenziale

Miscelate gli ingredienti agitandoli in una bottiglietta o mescolandoli in una ciotola.

Come ottenere la miscela giusta

In generale è bene attenersi al principio che più piccolo è il bambino, minore è la quantità di olio essenziale da utilizzare. L'olfatto del neonato e del lattante è molto più sviluppato di quello dell'adulto e percepisce intensamente anche gli odori più tenui. Inoltre, dopo il massaggio il profumo dell'olio persiste a lungo, cosa che può risultare sgradevole per il bambino. Preparate non più di 100 ml di miscela per volta perché i suoi componenti tendono a deteriorarsi in un arco di tempo piuttosto breve. Questo vi consentirà anche di variare spesso la miscela. Per ottenere l'olio per massaggi è sufficiente miscelare un olio essenziale con uno di base (vedi box nella pagina a fianco). Potete provare una delle miscele di oli essenziali proposte di seguito, oppure crearne una voi stessi tenendo però presente che non deve mai contenere più di 2 oli di base e 2 tipi di oli essenziali.

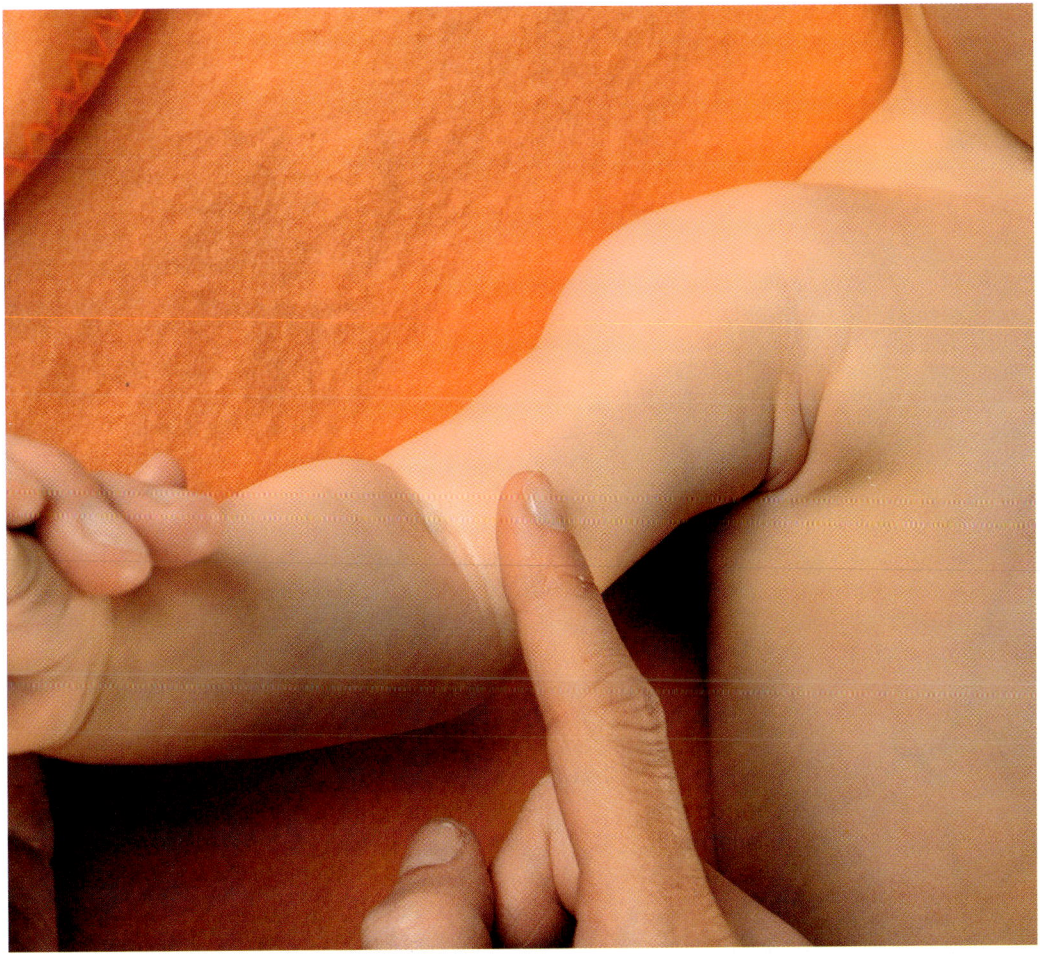

Prima di iniziare il massaggio fate sempre un piccolo test antiallergico versando una goccia di olio nella piega del gomito del bambino.

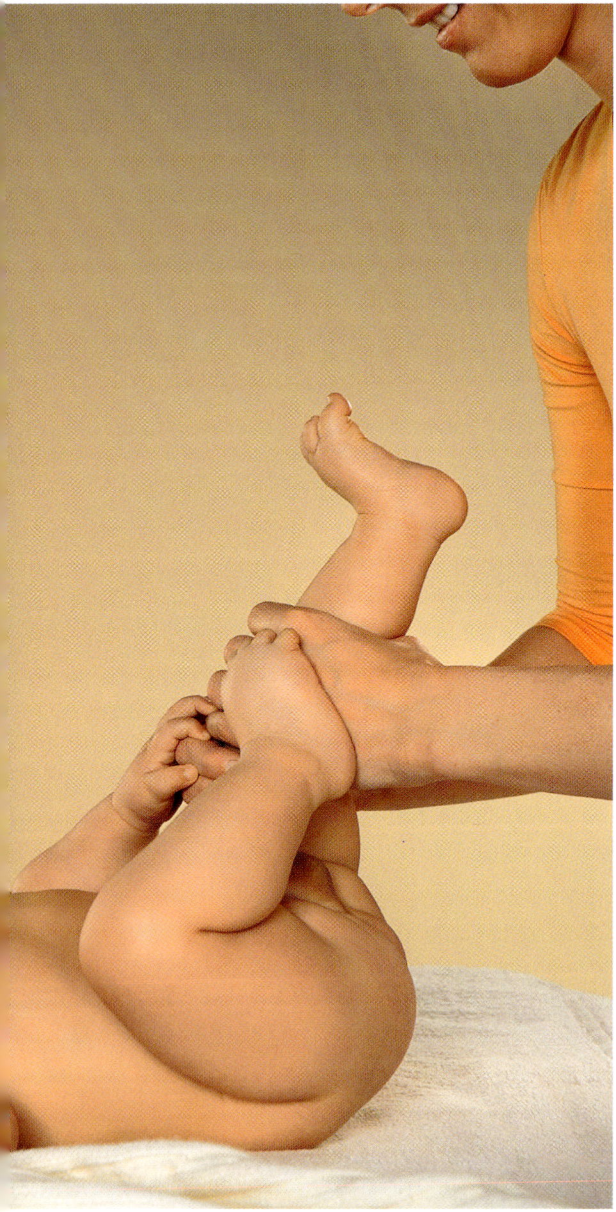

- **Per favorire il sonno**: 1 goccia di olio essenziale di rosa e 1 goccia di camomilla romana in 50-100 ml di olio di mandorle dolci.
- **Per rilassare**: 1 goccia di olio essenziale di camomilla romana e 1 goccia di lavanda in 50-100 ml di olio di nocciolo di albicocca o di olio di mandorle dolci.
- **Per migliorare l'umore**: 1 goccia di olio essenziale di rosa e 1 goccia di vaniglia in 50-100 ml di olio di jojoba oppure una miscela di olio di jojoba e olio di germe di grano in rapporto 3:1.
- **Per stimolare l'appetito**: 1 goccia di olio essenziale di vaniglia e 1 goccia di finocchio in 50-100 ml di olio di avocado o di mandorle dolci o di nocciolo di albicocca.

Quando praticare il massaggio

Sono sufficienti 20 minuti perché il massaggio si riveli una fonte di immenso piacere per voi e per il vostro bambino.
Ma qual è il momento più adatto per praticarlo?
Spesso viene consigliato di praticare il massaggio sempre alla stessa ora e soltanto in presenza di determinate condizioni: in particolare, il bebè non deve essere stanco o affamato, ma apparire vispo e allegro.
Tuttavia, nella pratica risulta difficile riuscire ad attenersi sempre scrupolosamente a queste raccomandazioni.

Alcune semplici regole vi saranno utili per incominciare il massaggio senza timori.

Dunque, meglio affidarsi al buon senso, per stabilire il momento giusto. Vi sono momenti apparentemente meno adatti di altri per eseguire il massaggio, per esempio se il bambino piange o manifesta nervosismo. E tuttavia è proprio in situazioni come queste che il massaggio può essere di grande aiuto grazie alla sua azione rilassante.

La frequenza del massaggio

Anche la frequenza dipende esclusivamente da voi. Logicamente il massaggio risulta più efficace se eseguito regolarmente, meglio se ogni giorno, in modo da creare un piccolo rituale capace di procurare un sempre rinnovato benessere a voi e al vostro bambino. In linea di principio si può affermare che più precocemente il bebè si abitua al massaggio e più regolarmente e con maggiore frequenza lo potrete effettuare. E tanto più il piccolo ne trarrà giovamento.
Il massaggio, tuttavia, non deve mai diventare un obbligo: massaggiate il bambino solo quando ne avete realmente il tempo e solo quando vi sentite rilassati e sereni. Il massaggio fa bene anche se eseguito una sola volta alla settimana, ma con la massima cura.

Il bambino desidera veramente essere massaggiato?

Sarà soprattutto la vostra sensibilità a suggerirvi se il massaggio è gradito al bambino perché nessuno lo conosce meglio di voi.
Se durante il massaggio vi abituerete a interpretare il suo linguaggio corporeo, noterete ben presto quando gradisce essere sfiorato amorevolmente dalle vostre mani e quando, invece, ha forse più bisogno di essere lasciato in pace.
Anche i segni di insofferenza durante la sessione di massaggio sono inequivocabili: all'improvviso il bambino strilla e scalcia, si copre il volto con la manina, torce il collo oppure cerca di ostacolare il massaggio con le mani e con i piedi.
Per rendere il piccolo più ricettivo talvolta basta riscaldare meglio l'ambiente, trovare una posizione più comoda oppure prenderlo semplicemente in braccio.
In particolare, durante le prime sedute il bambino non sa ancora che cosa gli stia succedendo e potrebbe reagire negativamente solo per questo motivo.
In tal caso sarà opportuno procedere per gradi, iniziando con un breve massaggio parziale delle mani e dei piedi, delle braccia e delle gambe per poi estendere progressivamente i movimenti ad altre parti del corpo: appena il bambino si sarà abituato si rilasserà e cesserà di opporre resistenza.

Il vostro personale programma di massaggio

Il senso di insicurezza che spesso assale i genitori, specialmente con il primo figlio, rende loro difficile agire con la dovuta calma. Qualche volta perfino dimostrare l'amore e la tenerezza che provano per il piccolo può risultare difficile.
È proprio in situazioni di questo genere che il massaggio si rivela particolarmente prezioso, contribuendo a infondere maggiore sicurezza nei neogenitori.

Non esistono rigide regole

Il massaggio del bebè non deve essere inquadrato in uno schema di regole codificate da osservare rigidamente. Il metodo 'giusto' in assoluto in realtà non esiste: come abbiamo visto, ciò che importa è che tutti i movimenti infondano benessere e che il massaggio venga eseguito con attenzione e affetto.
Questo libro vi illustrerà una serie di manovre per così dire propedeutiche. Tuttavia non dimenticate di considerarle solo come una serie di suggerimenti di collaudata efficacia per procurare benessere e rilassamento al vostro bebè.
La sequenza e le modalità di queste manovre sono assolutamente discrezionali. 'Costruitevi' da soli il vostro programma di massaggio: il vostro intuito e le reazioni del bambino vi faranno da guida.

Il massaggio perfetto

Il massaggio perfetto è quello che si adegua di volta in volta alle esigenze del lattante. Nelle pagine che seguono troverete informazioni utili su come procedere passo passo nel massaggio del vostro bambino, a partire dalla testa fino ai piedi. Sentitevi liberi di individuare e adottare solo le manovre che il piccolo mostra di gradire maggiormente e che a voi risultano più facili da eseguire.
La cosa che più conta nel massaggio è che voi e il vostro bebè vi sentiate bene! Molto più importante di una qualsiasi tecnica è come voi stessi vi ponete nei confronti del massaggio: 'dimenticare' una manovra o commettere un 'errore tecnico' non è una tragedia, ma può diventare un problema se vi fa perdere la calma.

A che cosa dovete prestare attenzione

Per il buon esito del massaggio è necessario tenere presente ancora qualche piccolo, ma importante particolare.

Solo con le mani calde

Il massaggio diventa un vero piacere per il bambino solo se le mani che lo accarezzano sono calde, e del resto a nessuno piacerebbe farsi toccare la pelle da dita gelide. Prima del massaggio fate quindi in modo di riscaldarvi le mani strofinandole energicamente per qualche minuto. Se non basta, immergetele nell'acqua calda fino a portarle a un giusto grado di temperatura.

'Stimolante' o 'rilassante'?

Sta solamente a voi decidere se optare per un massaggio 'stimolante' o 'rilassante'. Sono

QUANDO È OPPORTUNO RINVIARE IL MASSAGGIO

Il massaggio deve essere rimandato a un momento più favorevole se:

- il bambino ha la febbre o la pelle irritata;
- il bambino ha appena mangiato oppure bevuto troppo;
- il bambino si oppone in maniera inequivocabile, sgambetta freneticamente e strilla a pieni polmoni;
- non è possibile portare alla giusta temperatura il locale dove si esegue il massaggio;
- voi stessi siete irritati, tesi o di cattivo umore (in questo caso il vostro partner potrebbe sostituirvi).

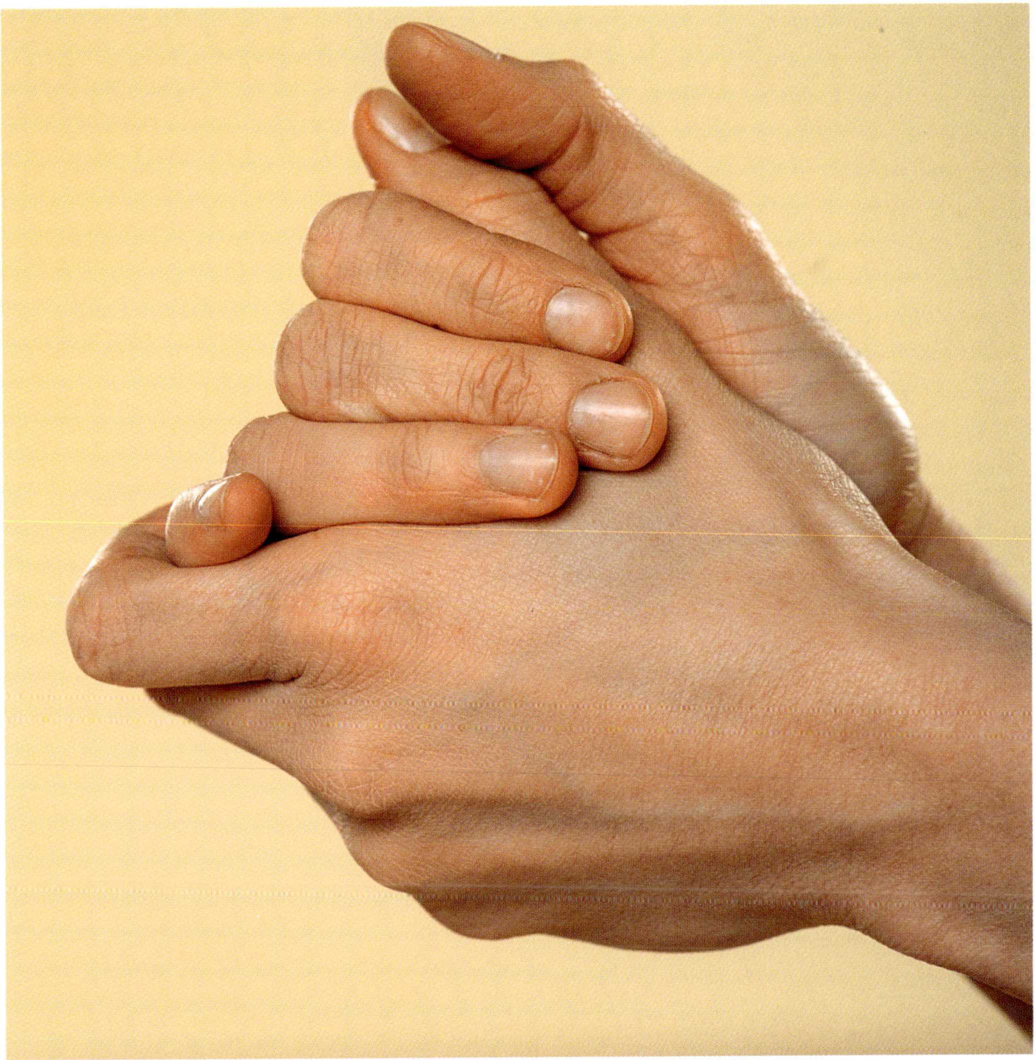

Prima di massaggiare il bambino riscaldatevi le mani strofinandole.

rilassanti tutte le manovre che vanno verso il cuore e stimolanti quelle dirette verso le aree periferiche del corpo.

In generale il massaggio del bebè dovrebbe comprendere manovre prevalentemente rilassanti perché il tocco stesso delle mani ha sul-

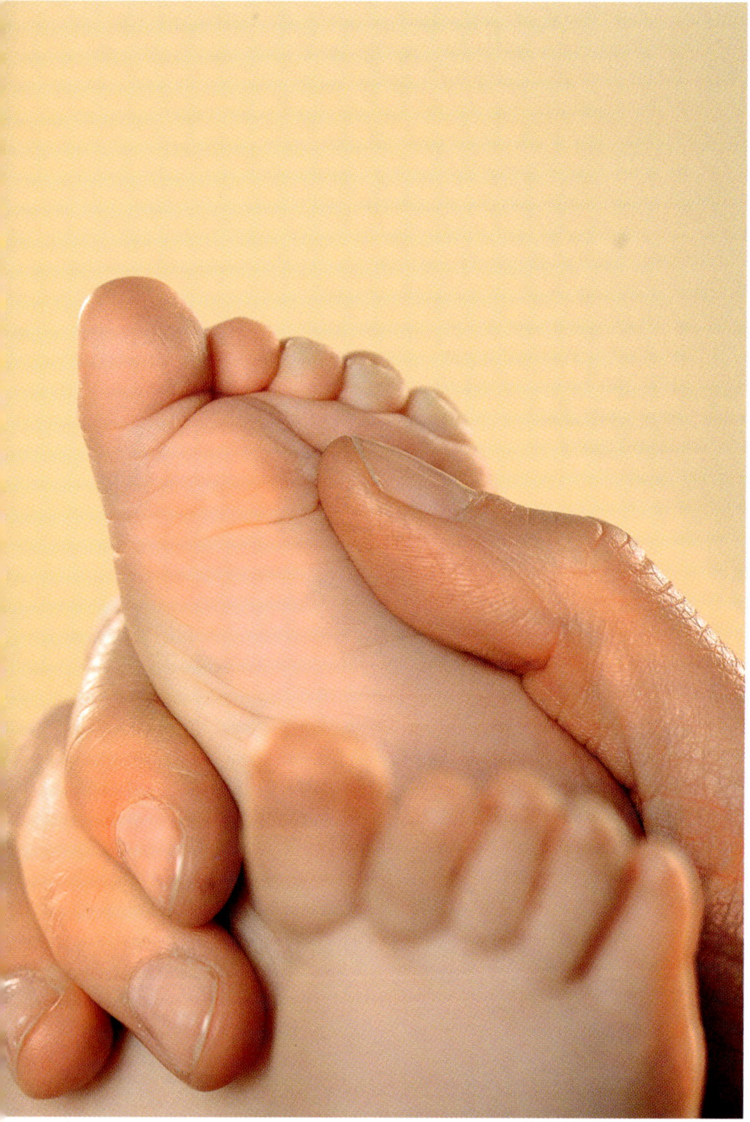

Spesso il massaggio rilassa talmente il bambino che è possibile fargli accettare qualche manovra anche sui piedini, in genere molto sensibili al solletico.

l'organismo del bambino un effetto stimolante.

Se il piccolo dimostra di gradire il massaggio, e se nel frattempo avrete acquisito l'esperienza sufficiente a interpretare le sue reazioni, potreste tuttavia aggiungere al massaggio un paio di sfioramenti stimolanti, in particolare quando lo eseguite al mattino.

Praticate il massaggio completo solo dopo le prime 4 settimane di vita

In India i bambini sani vengono massaggiati a partire dal primo giorno di vita, anche se solo brevemente.

Sempre che vi sentiate sicuri e sempre che il neonato non dimostri la sua contrarietà, già qualche giorno dopo la nascita anche voi potrete incominciare con i primi leggeri sfioramenti mirati. Durante le prime 4 settimane il massaggio non va esteso a tutto il corpo, ma solo ad alcune sue parti (quali i piedi e le gambe, le mani e le braccia o la schiena) e deve durare soltanto da 5 a 10 minuti. Va effettuato in maniera particolarmente dolce, lenta e con molta tenerezza. In seguito potrete gradualmente prolungare la durata della seduta fino a 20-30 minuti ed estendere il massaggio a tutto il corpo.

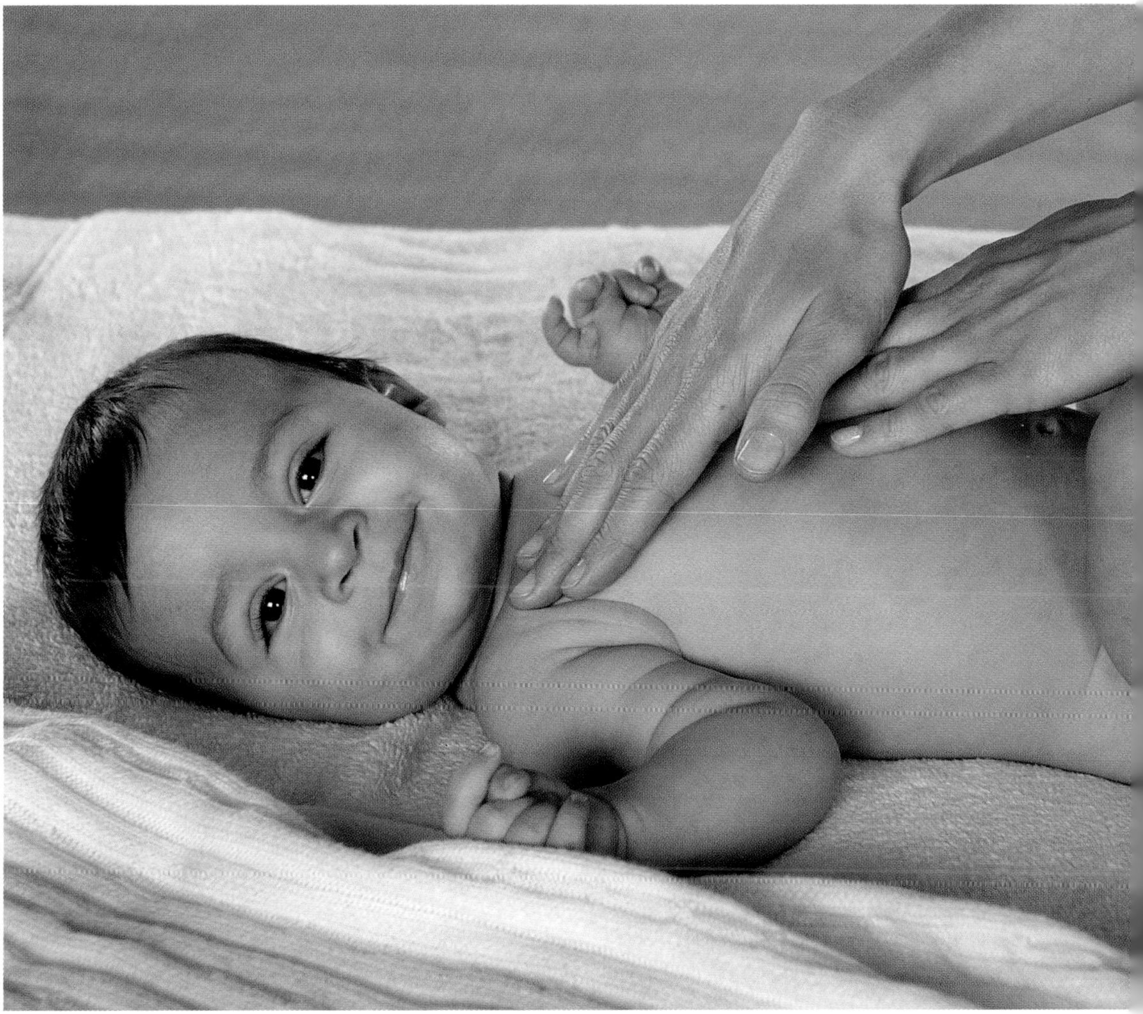

Persino leggeri sfioramenti possono fare miracoli.

Nel frattempo la vostra sensibilità si sarà notevolmente acuita, al punto di individuare immediatamente quali manovre sono gradite al neonato e qual è la maniera migliore di massaggiarlo. Con l'andare del tempo questo vi consentirà di procedere con sempre maggiore sicurezza e di rendere le manovre un po' più decise.

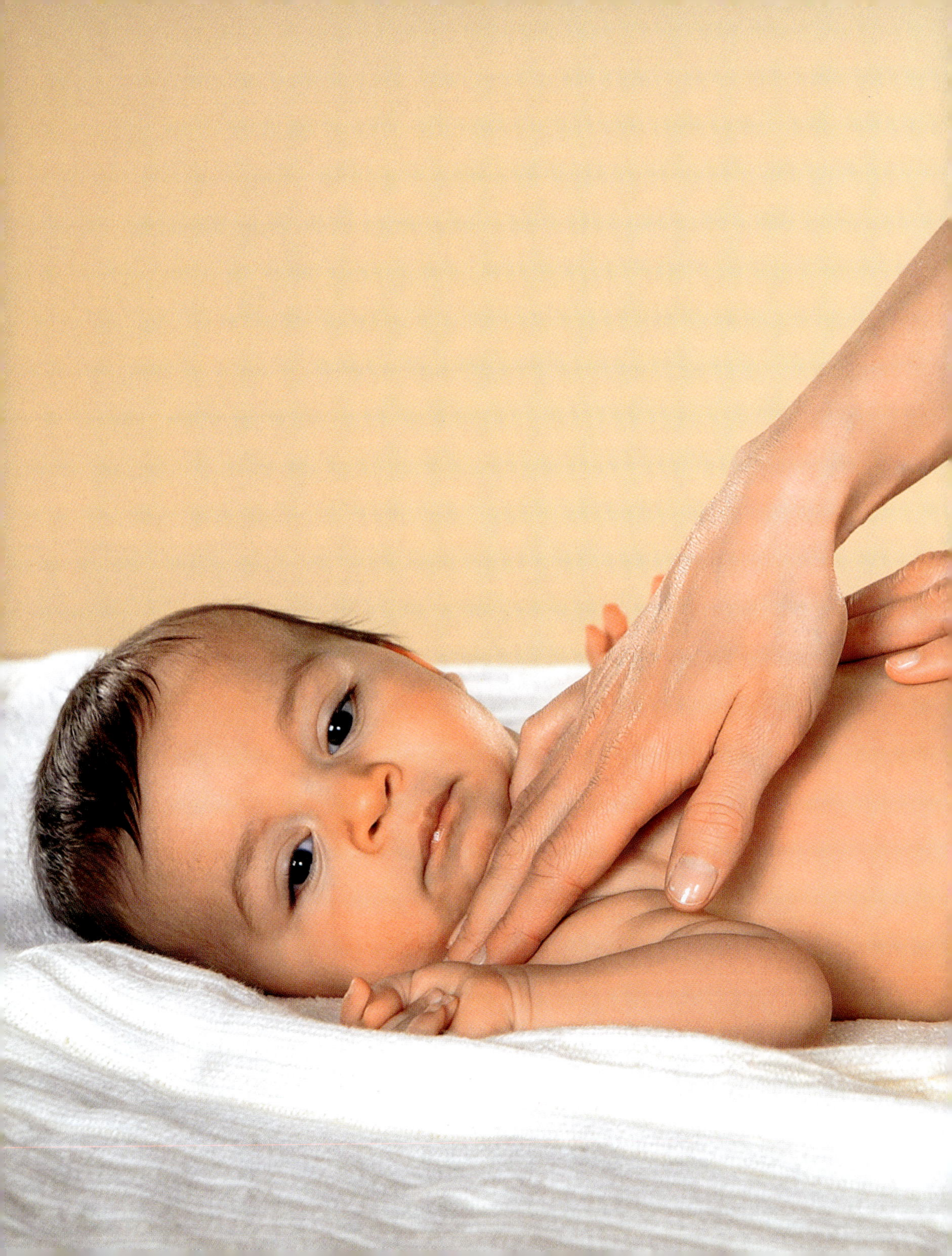

Le manovre fondamentali del massaggio del bebè

Prima di passare a esaminare le manovre fondamentali del massaggio, riassumiamo brevemente i principi di base, illustrati nelle pagine precedenti, che vi permetteranno di eseguire correttamente il massaggio e di infondere un reale benessere a vostro figlio.

I PRINCIPI DEL MASSAGGIO

- Durante le prime settimane di vita del vostro bambino limitatevi a massaggi dolci parziali, per esempio, delle mani o dei piedi, e passate al massaggio di tutto il corpo a partire dalla quinta settimana.
- Massaggiate per non oltre mezz'ora le parti che avrete scelto di trattare. È sufficiente ripetere ogni manovra da 2 a 3 volte.
- Utilizzate soltanto oli per massaggi naturali e di ottima qualità; testatene la tollerabilità nella piega del gomito del bambino prima di iniziare il massaggio.
- Il locale dove si esegue il massaggio deve essere tranquillo, caldo, a luce soffusa. Evitate di essere disturbati.

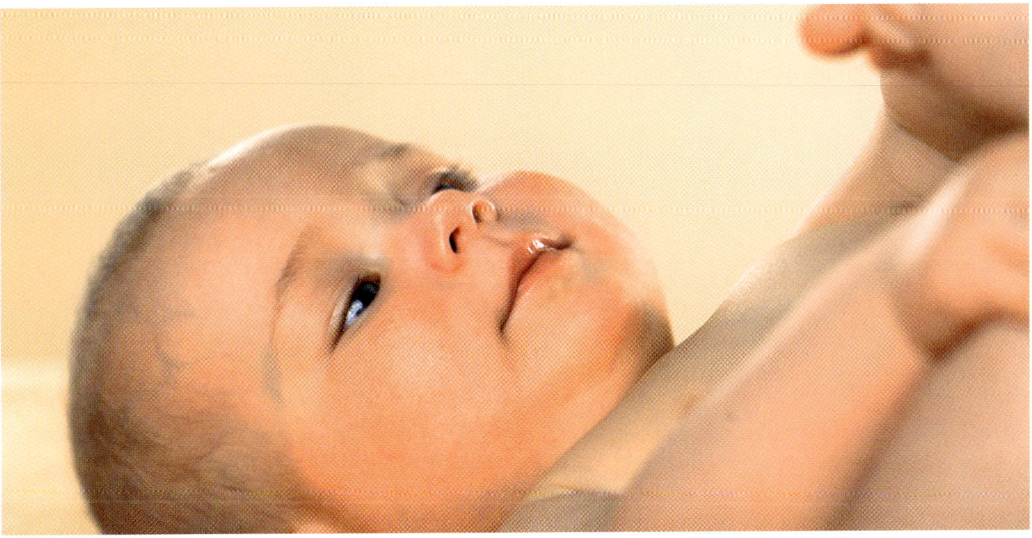

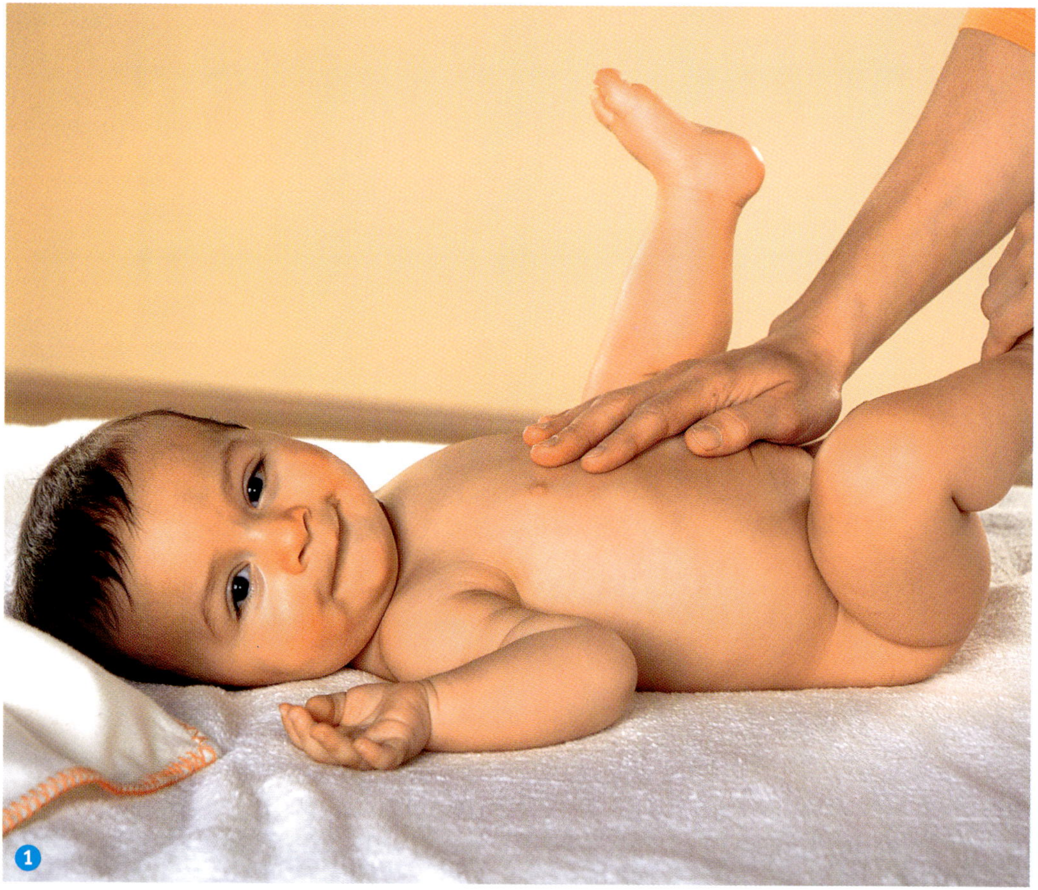

- Per evitare di graffiare involontariamente il bambino, verificate che le vostre unghie siano molto corte.
- Prima di incominciare respirate profondamente e rilassatevi.
- Versate una piccola quantità di olio nelle vostre mani e strofinatele per riscaldarle prima di passarle sul corpo del bambino.
- Fino a che non viene assorbito, l'olio rende scivoloso il corpo del piccolo; per precauzione avvolgetelo parzialmente in un asciugamano morbido e tenetelo costantemente sotto controllo tenendo una mano appoggiata su di lui.
- Per ottenere l'effetto ottimale massaggiate il bambino con un ritmo lento e regolare.
- Massaggiate senza comprimere eccessivamente, ma con movimenti delle mani fermi

e decisi. Movimenti troppo leggeri possono provocare il solletico. Se farete attenzione alle reazioni del bambino, capirete con quale intensità andranno eseguiti i singoli movimenti.

- Dal massaggio potrete trarre beneficio anche voi! Infatti un corretto massaggio del bambino rilassa anche la madre e rappresenta per entrambi una benefica esperienza.

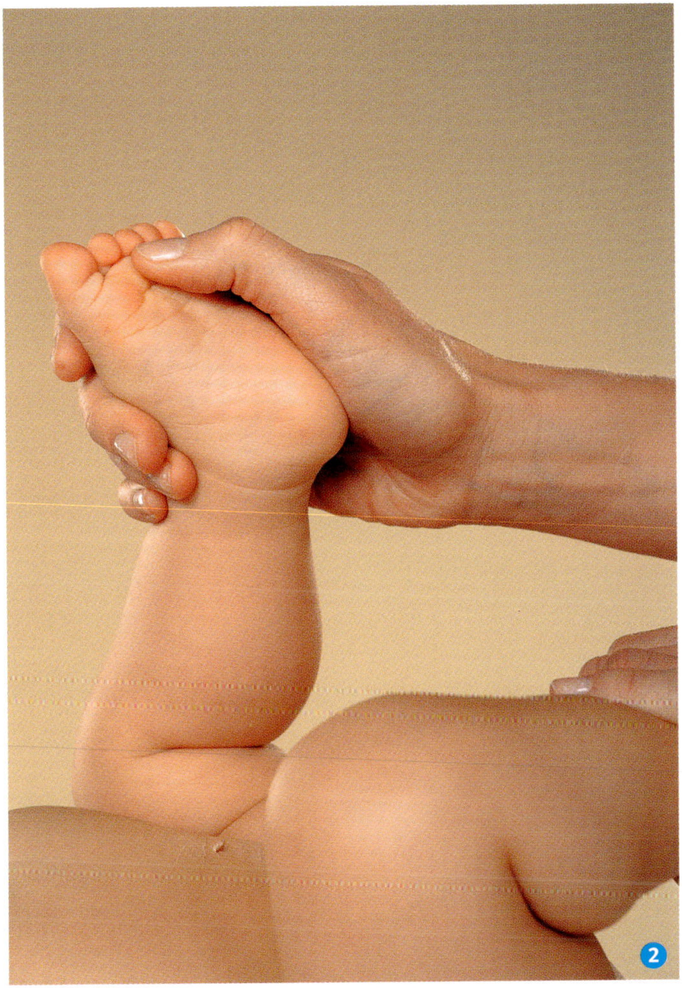

2

Le tecniche base

Diversamente dal massaggio praticato agli adulti, il massaggio del bambino non prevede un'ampia gamma di manovre. Le poche tecniche che seguono sono infatti più che sufficienti.

Sfioramenti e movimenti circolari con il palmo

Sul corpo del bambino eseguite movimenti rettilinei a dita unite con il palmo della mano morbido. Il tocco dovrà essere molto dolce, ma allo stesso tempo deciso. Nelle aree più piccole lo sfioramento va eseguito solo con 1-2 dita. Allo stesso modo si eseguiranno piccoli e medi movimenti circolari (*figura 1*).

Movimenti circolari con il pollice

Prendete delicatamente nella vostra mano il piede o la mano del bambino in modo da poterli agevolmente massaggiare eseguendo piccoli movimenti circolari con il pollice (*figura 2*).

La testa e il viso

Prima di iniziare il massaggio svestite il bebè. Parlategli dolcemente e adagiatelo sul dorso in modo che i suoi piedi vi stiano di fronte.

Movimenti circolari intorno alla testa

Inizialmente l'olio non è necessario. Con la punta delle dita eseguite intorno alla testa del bambino piccoli e lenti movimenti circolari senza premere. Massaggiate la parte della testa ricoperta dai capelli, ma evitate di toccare la fontanella centrale, molto sensibile. Concludete il massaggio accarezzando con ambedue le mani la testa, passando dalla sommità del capo alle orecchie e poi al mento lasciando scivolare delicatamente i polpastrelli sulla cute del bambino (*figura 1*).

Un leggero massaggio del viso

- Ora le vostre dita hanno il compito di ridisegnare i delicati lineamenti del volto del bebè. Anche in questo caso non usate l'olio. Partendo dalla sommità del capo fate scorrere la punta degli indici e dei medi oppure i pollici lungo le sopracciglia e dal centro della fronte fino alle tempie, dove eseguirete brevi movimenti circolari. Poi con la punta delle dita eseguite dolcemente un movimento circolare intorno agli occhi.

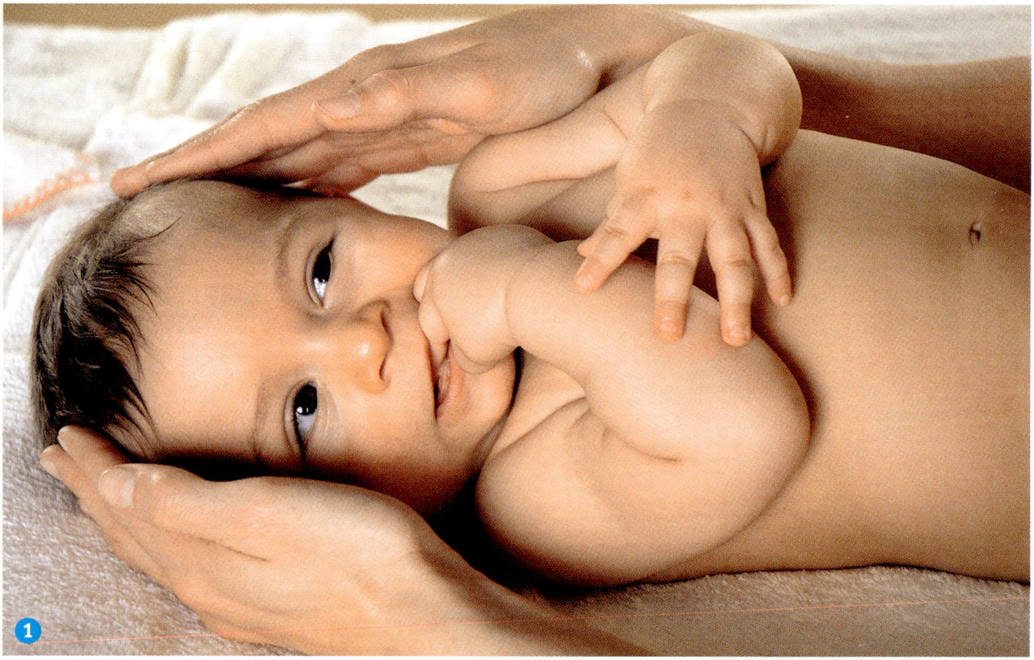
1

- Ora fate scivolare cautamente le dita dalla radice del naso lungo le narici fino agli angoli della bocca, che tirerete con delicatezza lateralmente come se il bambino stesse sorridendo (*figura 2*).
- Fate ora scivolare le dita dal naso verso le orecchie. Iniziate dagli zigomi e ripetete il movimento per alcune volte. Quando arrivate al naso, appoggiate le dita al centro tra il naso e la bocca e fatele scivolare da lì verso l'esterno. Alla fine riunite le dita sotto la bocca e fatele scivolare lateralmente lungo la mandibola.
- Per concludere il massaggio del viso fate scivolare delicatamente più volte la punta delle dita dal mento verso le orecchie descrivendo dal davanti all'indietro un cerchio intorno alle orecchie e riportando lentamente le dita verso il mento.

CONCEDETEVI ALCUNE VARIAZIONI SUL TEMA

Inizialmente potrete modificare lo schema del massaggio del viso abbreviandolo oppure limitandolo alle zone che vi sembreranno maggiormente gradite al bambino. Talvolta è preferibile eseguire il massaggio della testa e del viso solo dopo quello corporeo. Fidatevi come sempre del vostro intuito e adottate tranquillamente le varianti che a vostro giudizio sono più adatte al bambino.

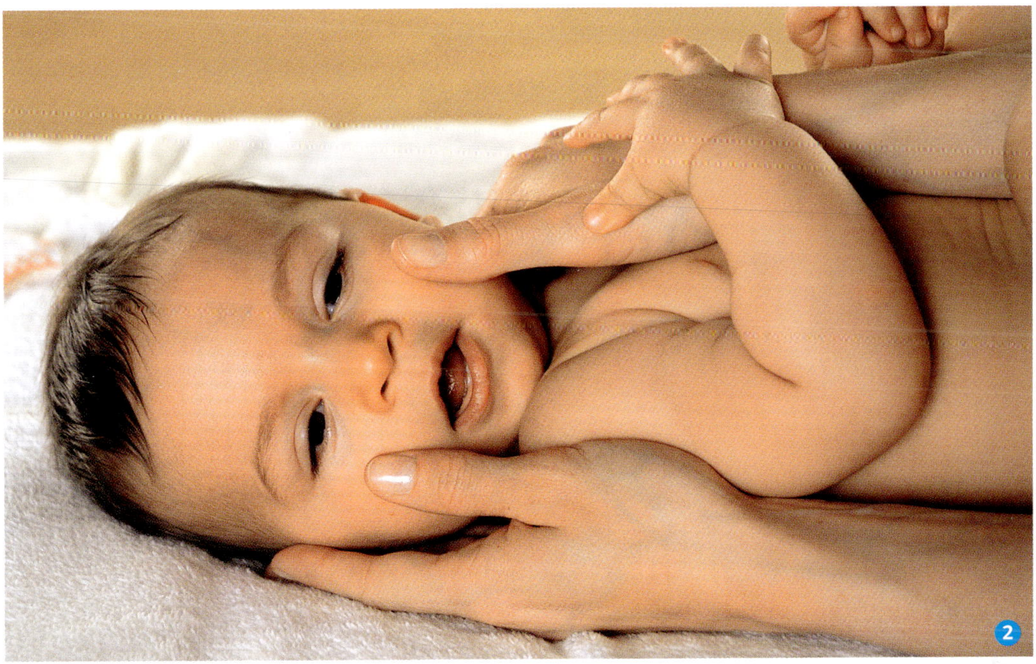
2

IL TORACE E L'ADDOME

Il massaggio della gabbia toracica stimola le funzioni cardiache e polmonari. Il massaggio addominale attiva gli organi interni e favorisce la digestione. L'addome va massaggiato principalmente in senso orario o dall'alto verso il basso.
Senza allontanarvi dal bambino, versate un po' di olio nell'incavo delle mani distribuendolo uniformemente sui palmi, quindi, con molta delicatezza, ungete il torace e l'addome del bambino.

Sfioramenti del petto

Con entrambe le mani sfiorate il torace dal centro del petto verso le costole in direzione laterale. A questo punto descrivete un cerchio verso il basso facendo in modo che sotto le costole le vostre mani si ritrovino al centro del corpo; riportate le mani leggermente verso l'alto e fatele scivolare ancora una alla volta.

Sfioramenti diagonali

Appoggiate le mani sotto il petto del bambino. Alternate gli sfioramenti prima con una

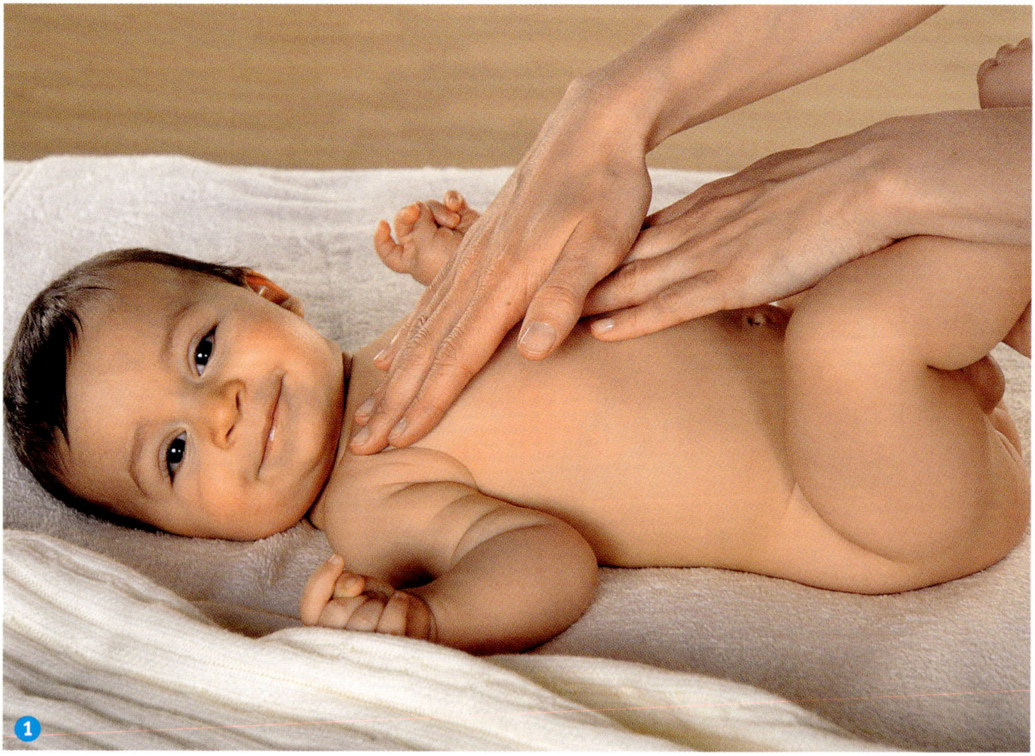

1

mano e poi con l'altra rispettivamente verso la spalla destra e verso quella sinistra; fermatevi brevemente nella posizione raggiunta e ritornate molto dolcemente alla posizione di partenza. I movimenti devono susseguirsi senza che le mani si congiungano (*figura 1*).

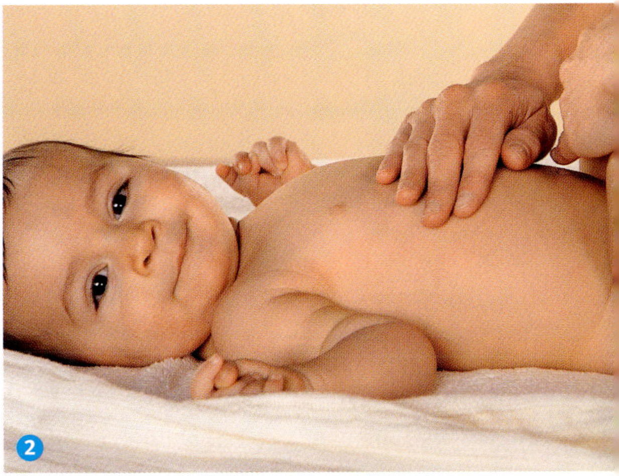

2

Sfioramenti dell'addome

Con il palmo delle mani eseguite gli sfioramenti, prima con una mano e poi con l'altra, partendo dal margine inferiore delle costole verso il basso in direzione verticale. In questo modo le vostre mani si muoveranno ritmicamente (*figura 2*). Se l'addome del bambino è gonfio o teso, sollevategli le gambe e appoggiatele su di voi per consentire che l'addome si distenda.

Sfioramenti circolari dell'addome

Appoggiate una mano accanto all'altra sull'addome del bambino, poi eseguite un movimento circolare in senso orario intorno all'ombelico con entrambe le mani. Le mani dovranno trovarsi sempre nei punti opposti del cerchio dopo essersi brevemente trovate una sopra l'altra (*figura 3*). Eseguite questo movimento con lentezza e con regolarità.

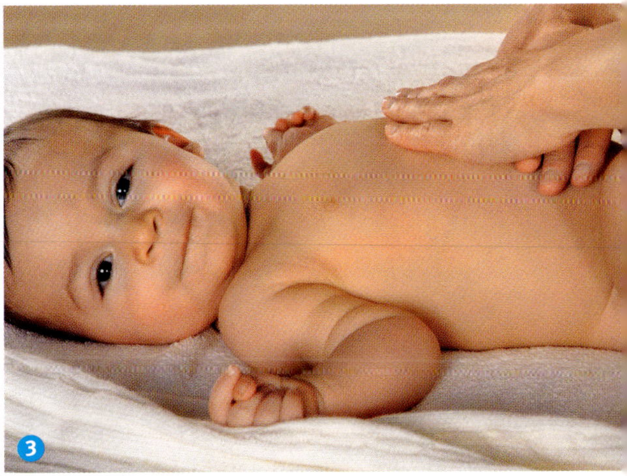

3

Sfioramenti con i pollici

Appoggiate i pollici a destra e a sinistra dell'ombelico del bambino, fate scivolare le dita lateralmente senza comprimere e ripetete il movimento ripartendo dall'ombelico. Terminate massaggiando delicatamente il bambino con ambedue le mani dalle spalle fino alle anche per collegare con un solo movimento il torace e l'addome.

AVVERTENZA

Massaggiate l'addome del bambino solamente quando il moncone ombelicale è perfettamente guarito ed essiccato.

Le gambe e i piedi

Durante il massaggio dei piedi i vostri movimenti non dovranno essere esitanti per non provocare nel bambino un fastidioso solletico. Inoltre è preferibile completare il massaggio prima di una gamba, piede compreso, e poi dell'altra.

Sfioramenti delle gambe

Per fare in modo che il massaggio sia accettato dal bambino, con le mani unte d'olio iniziate a massaggiargli più volte uniformemente le gambe e i piedi partendo dall'inguine.

La manovra indiana 'di mungitura'

Per eseguire questa manovra della tradizione indiana sollevate una gamba del bambino tenendo il piedino con una mano e afferrando la coscia con l'altra; massaggiate dalla coscia fino al piede. Una volta arrivati al piede, scambiate la posizione delle mani e 'mungete' la gamba anche con l'altra mano (*figura 1*).

'Strizzare' la gamba

Affinché le mani scivolino facilmente sulla pelle questa manovra richiede molto olio. Circondate con ambedue le mani la coscia del bambino. Fate scivolare le mani lentamente fino al piede, girandole in senso contrario l'una rispetto all'altra come se doveste strizzare

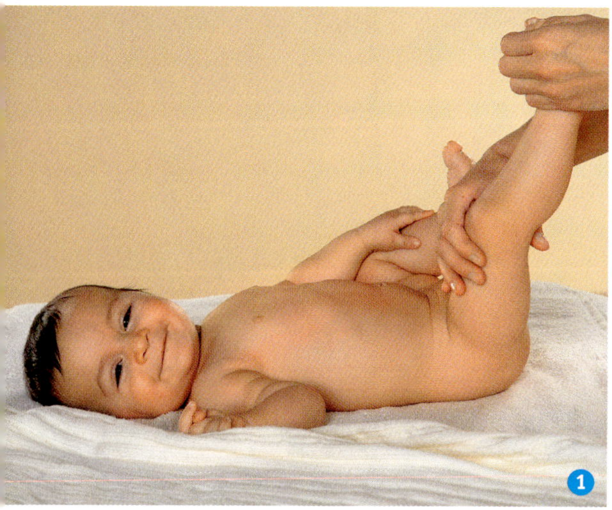

1

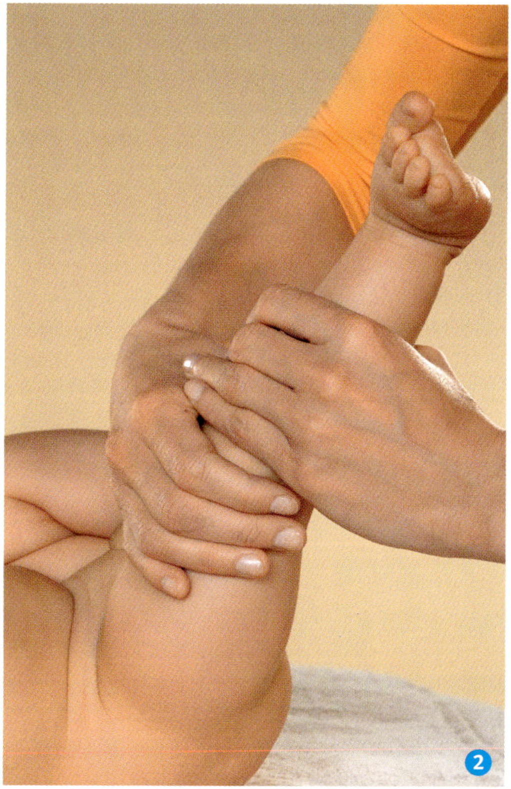

2

molto delicatamente un panno. Massaggiate fino alla caviglia e poi ripetete la manovra dalla caviglia fino alla coscia (*figura 2*).

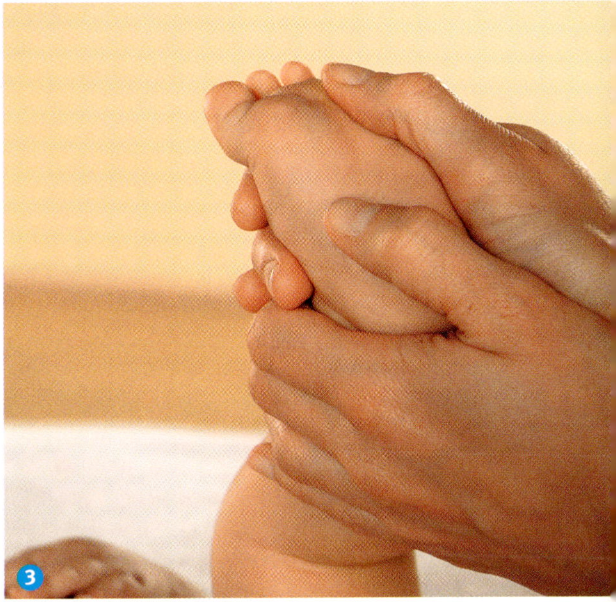

3

Sfioramenti della pianta del piede

Prendete tra le mani il piede del vostro bebè, in modo da potere eseguire gli sfioramenti della pianta del piede alternando i pollici. Partite dal calcagno in direzione delle dita coinvolgendo nel massaggio anche i bordi del piede (*figura 3*).

Stirare verso l'alto le dita del piede

Con una mano reggete il piede del bambino quindi con il pollice e l'indice dell'altra mano, esercitando una leggera pressione, tirate verso l'alto uno per volta ogni dito del piede, partendo dall'articolazione interfalangea prossimale fino a raggiungere la punta di ogni dito.

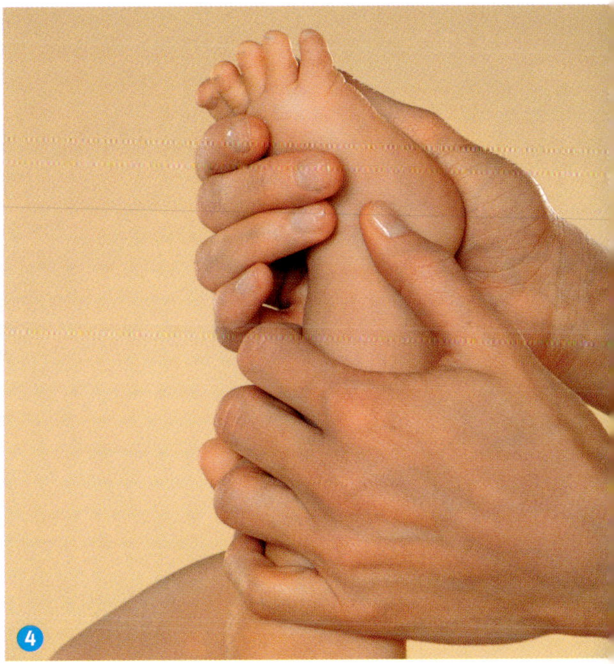

4

Movimenti circolari con i pollici

Tenete tra le mani il piede del bambino in modo da potergli massaggiare la pianta con piccoli movimenti circolari di entrambi i pollici. Se il bambino lo tollera, potrete tranquillamente esercitare una certa pressione. Massaggiate anche la parte interna delle dita del piede.

Massaggiare la caviglia

A conclusione del massaggio eseguite piccoli movimenti circolari intorno alla caviglia con il pollice. Tenete il piede del bambino evitando di stringere, in modo tale, cioè, che gli sia possibile muoverlo (*figura 4*).

Le braccia e le mani

Per massaggiare le braccia e le mani potrete adagiare il bambino anche sul fianco. Per mantenerlo stabile in questa posizione mettetegli un cuscino dietro la schiena. Al bebè di solito non piace che gli si sollevino le braccia; picchiettando leggermente i muscoli delle braccia riuscirete a indurre un rapido rilassamento degli arti.
Non cercate mai di costringere il bebè a sollevare il braccio.

Sfioramenti delle braccia

Ungetevi con poco olio le mani e massaggiate il bebè dalle spalle fino alle mani con movimenti uniformi.

La manovra indiana 'di mungitura'

Con una mano tenete la manina del bambino tendendogli delicatamente il braccio verso l'alto. Circondategli l'avambraccio con l'altra mano e fatela scivolare lentamente fino al polso. Passate la manina del bambino in questa mano e ripetete la manovra con l'altra. Lo scambio deve avvenire agevolmente.

'Strizzare' il braccio

Ungete abbondantemente le mani. Circondate l'avambraccio del bambino con entrambe le mani e fatele scivolare verso il polso girandole delicatamente l'una verso l'altra come se strizzaste un panno. Massaggiate in questo modo anche il polso (*figura 1*).

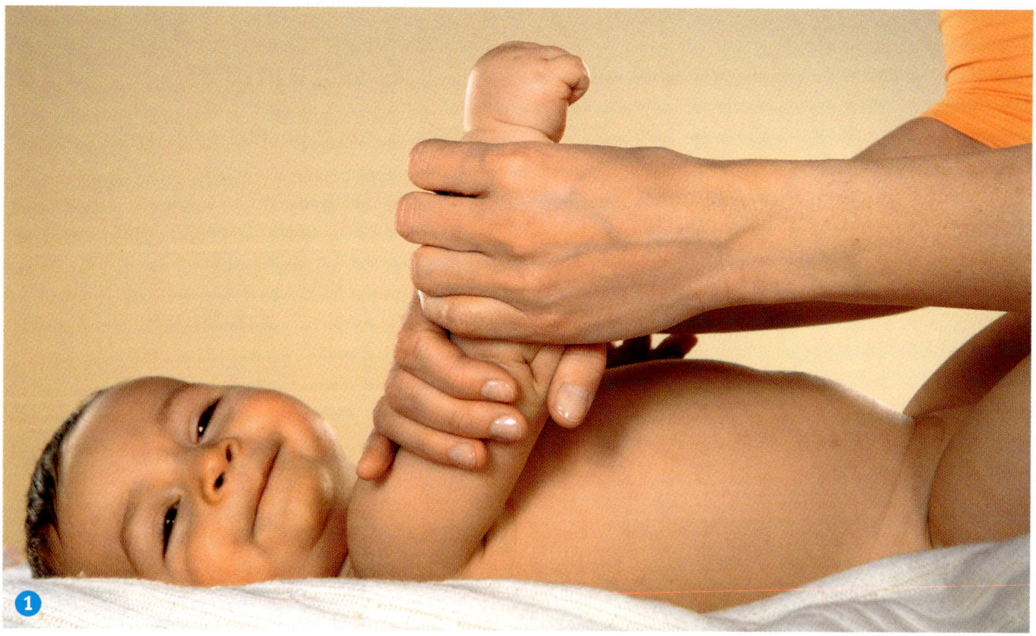

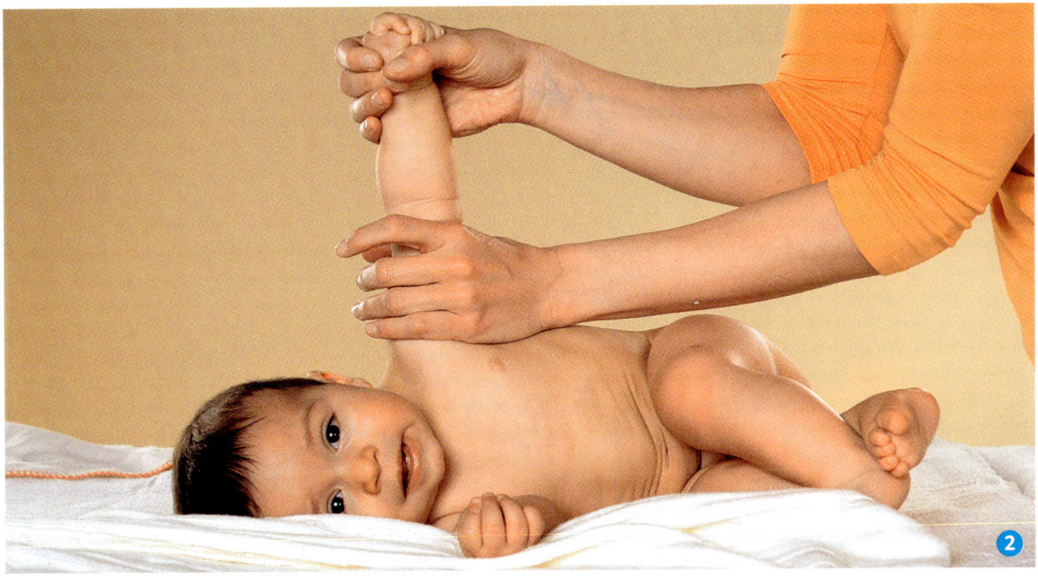
2

Sfioramenti dell'ascella

Sollevate verso l'alto e lateralmente il braccio del bambino e massaggiategli l'ascella eseguendo dei movimenti dal basso verso l'alto. Questa manovra stimola il sistema linfatico (*figura 2*).

Sfioramenti delle mani

Spesso il bebè tiene le mani strette a pugno. Per rilassarle, apritele con uno sfioramento dolce. Appoggiate la sua mano sul vostro polso in modo da potergli massaggiare con il pollice il polso e il palmo fino alla punta delle dita.

Stiramenti delle dita verso l'alto

Tenete con una mano il polso del bambino e con l'indice e il pollice dell'altra mano massaggiategli uno per volta ogni dito dall'articolazione interfalangea prossimale verso l'esterno esercitando una leggera pressione ed eseguendo un delicato stiramento (*figura 3*).

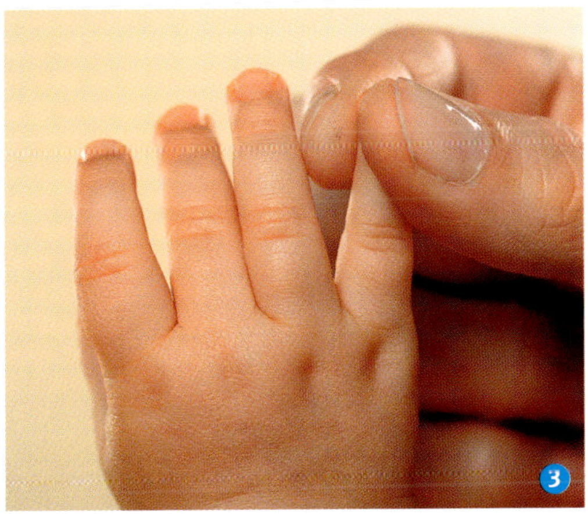
3

La schiena e i glutei

La schiena è la parte del corpo che il bambino, stando in posizione fetale, teneva a più stretto contatto con la parete dell'utero. La schiena dovrebbe quindi essere oggetto di particolari attenzioni. Per eseguire questo massaggio cercate dunque di riservarvi un po' più di tempo.

Potrete eseguire il massaggio della schiena anche stando seduti e tenendo il bambino disteso trasversalmente e a pancia in giù sulle vostre gambe.

Il bebè non rischierà di cadere e inoltre questa posizione trasversale consente di eseguire più facilmente alcune manovre del massaggio del dorso.

Quanto più il bebè cresce tanto più si rilassa quando si trova in posizione prona.

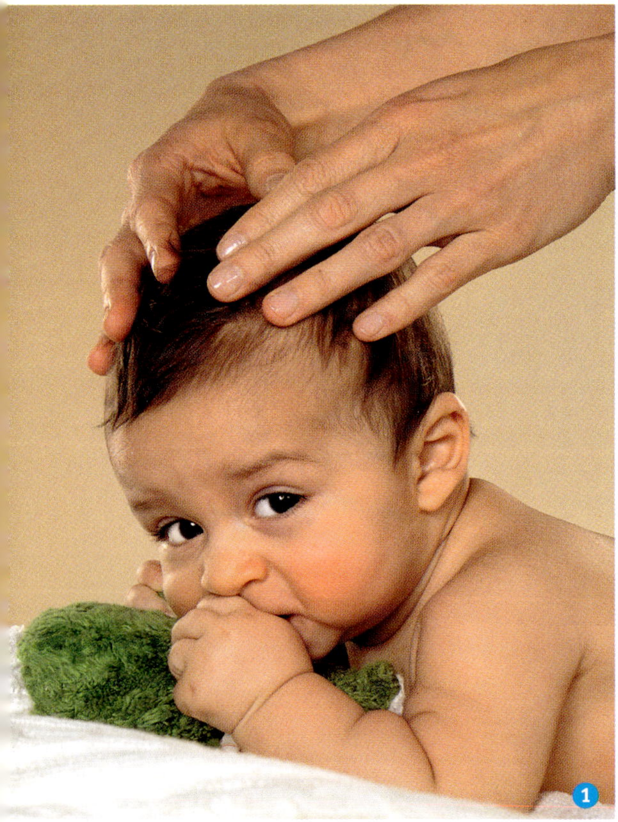

Iniziare il massaggio della schiena partendo dalla testa

Senza ungervi le mani, iniziate il massaggio della schiena eseguendo con la punta delle dita piccoli movimenti circolari che partono dalla fronte e proseguono lungo la parte posteriore del capo fino alla nuca e alle spalle. Evitate di toccare la fontanella (*figura 1*).

Ungere la schiena

Ora ungetevi bene le mani con l'olio per massaggi e stendetelo con il palmo dalla nuca alle natiche del vostro bebè. Appoggiate per qualche istante le mani sulle sue scapole.

Movimenti circolari delle dita sulla nuca e sulle spalle

A differenza degli adulti, i bambini non soffrono quasi mai di tensione o rigidità a livello della nuca e delle spalle. È comunque sempre utile eseguire piccoli e leggeri movimenti circolari con la punta delle dita sulla nuca e sulle scapole.

Sfioramenti della schiena

- Partendo dalla nuca, massaggiate dolcemente e con cautela la schiena del vostro bebè con il palmo delle mani lungo la colonna vertebrale fino alle natiche; eseguite

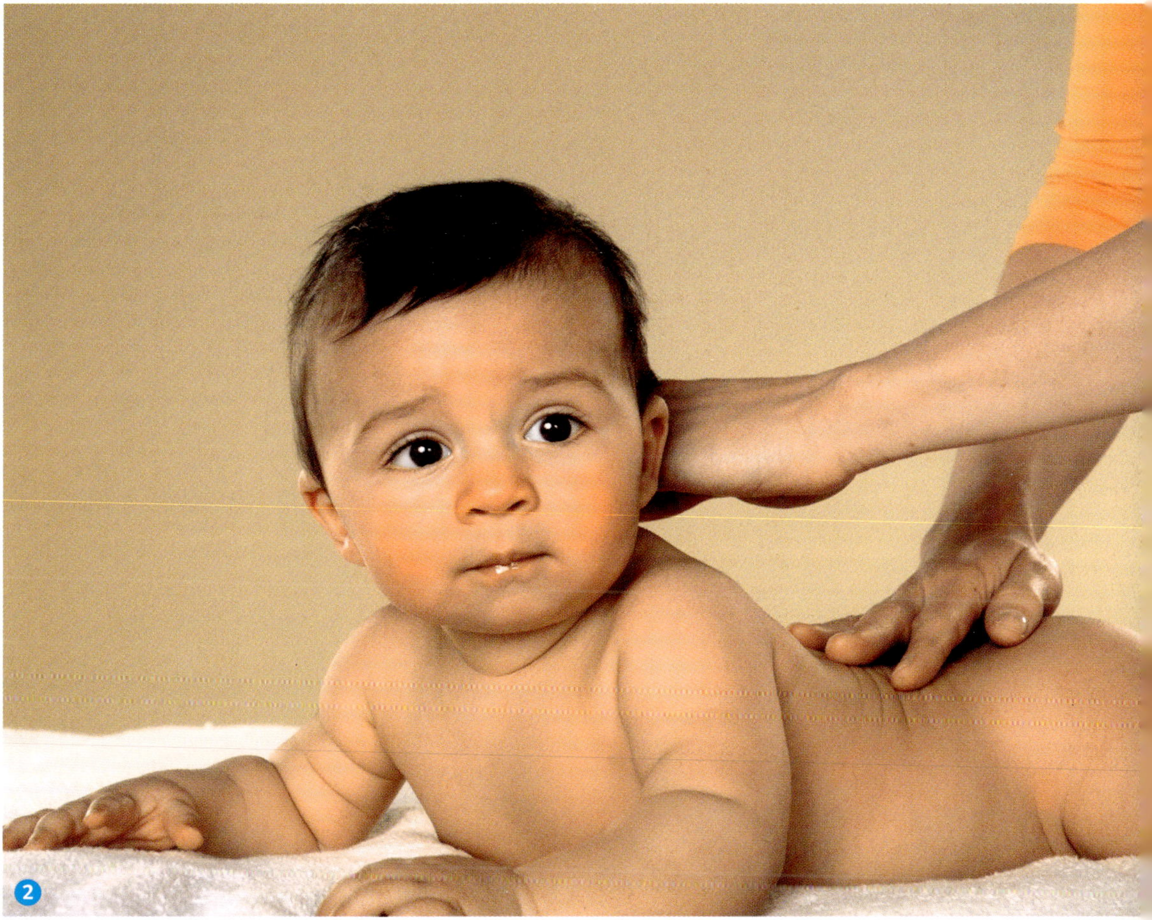

i movimenti prima con la mano destra poi con la sinistra. Quando una mano giunge ai glutei, appoggiate l'altra mano sulla nuca: si verrà così a creare un ritmo lento, continuo e regolare (*figura 2*).

- Per concludere, sostenete il sederino del bebè con la mano sinistra e, con la mano destra, allargando il pollice, massaggiate dalla nuca fino alle natiche. La mano sinistra fa da delicato contrappeso alla mano che massaggia. Sempre con questa mano, impugnate la caviglia del bebè mentre con l'altra gli tendete leggermente le gambe, prima una e poi l'altra. Riprendete poi a massaggiare dalla nuca lungo la schiena fino ai glutei.

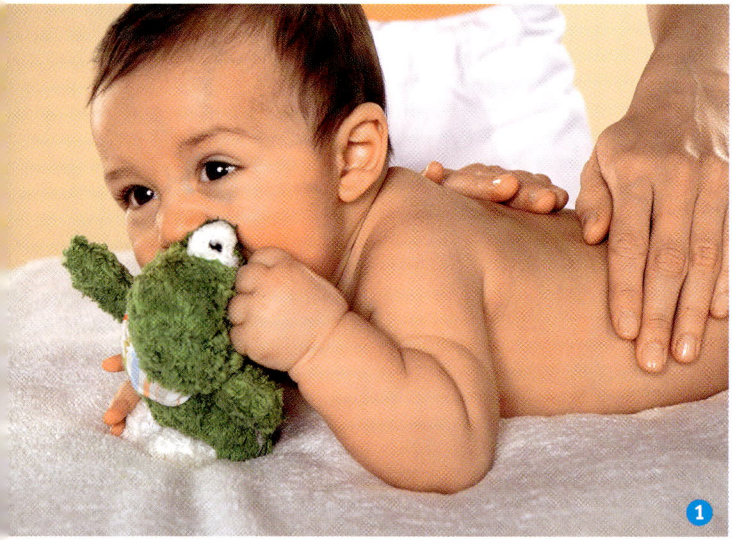

1

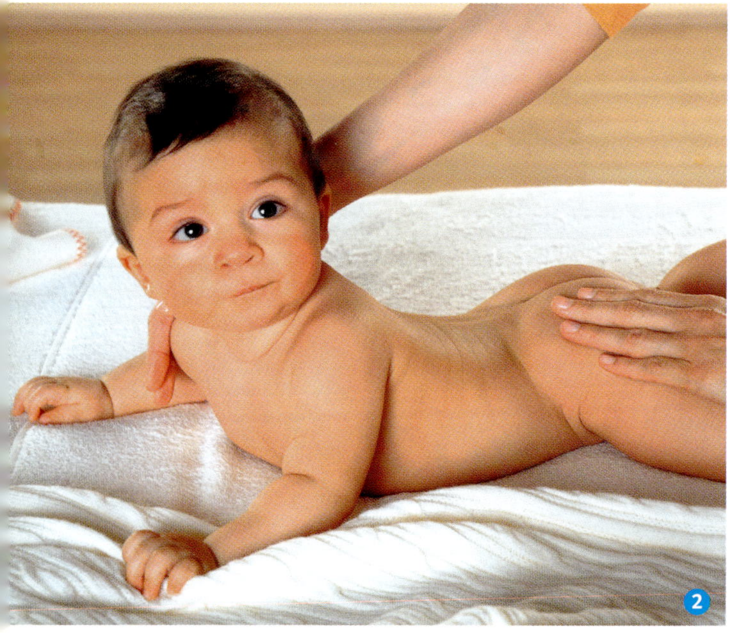

2

Massaggio trasversale

Questa manovra risulta particolarmente facile se il bebè è disteso trasversalmente davanti a voi. Ungetevi le mani e appoggiatele distese una accanto all'altra sulle scapole del bambino. Ora muovetele alternativamente in avanti e all'indietro: mentre muovete una mano in avanti spostate l'altra indietro. Fate scivolare lentamente le mani dalla nuca alle natiche e poi dalle natiche alla nuca con un movimento a zig-zag (*figura 1*).

Sfioramenti diagonali

- Appoggiate le mani distese l'una accanto all'altra al centro della schiena del bambino. Se il bambino è adagiato davanti a voi in posizione diagonale, con la mano destra massaggiate in direzione della sua scapola destra e contemporaneamente con la mano sinistra in direzione del gluteo sinistro. Ritornate al centro della schiena e concludete il massaggio facendo scivolare la mano sinistra verso la scapola sinistra e la mano destra verso il gluteo destro (*figura 2*).
- Quando il bambino è disteso prono in diagonale anche le vostre mani si muovono diagonalmente, ma alternativamente in direzioni opposte: una dalla scapola al gluteo e l'altra dal gluteo alla scapola.

AMOREVOLI SFIORAMENTI DI CONGEDO

Terminato il massaggio, potrete intensificarne l'azione calmante concedendo al bambino il tempo necessario per percepire e assaporare le nuove sensazioni.

- A questo scopo lasciate ancora il bebè in posizione prona di fronte a voi. Con le due mani accarezzatelo dolcemente e lentamente dalla sommità del capo fino ai piedi. Le vostre mani devono sfiorare appena il suo corpicino. Immaginate che i vostri movimenti avvolgano il bambino in un velo di tenerezza. Girate ora il bambino delicatamente per fargli assumere la posizione supina e per avvolgere in questo velo di tenerezza anche la parte anteriore del suo corpo. Con le due mani accarezzatelo prima lateralmente dalla sommità del capo alle orecchie e poi lungo il torace, l'addome e le gambe fino ai piedi.
- Infine appoggiate delicatamente le mani sul suo corpo affinché possa ancora per qualche momento percepirne il calore. Potrete appoggiare le mani sulla gabbia toracica, sfiorare il petto e l'addome o estendere questi movimenti dalla testa ai piedi. Seguite come sempre il vostro intuito e donate al vostro bebè un sorriso e tutto il vostro amore (*figura 3*).

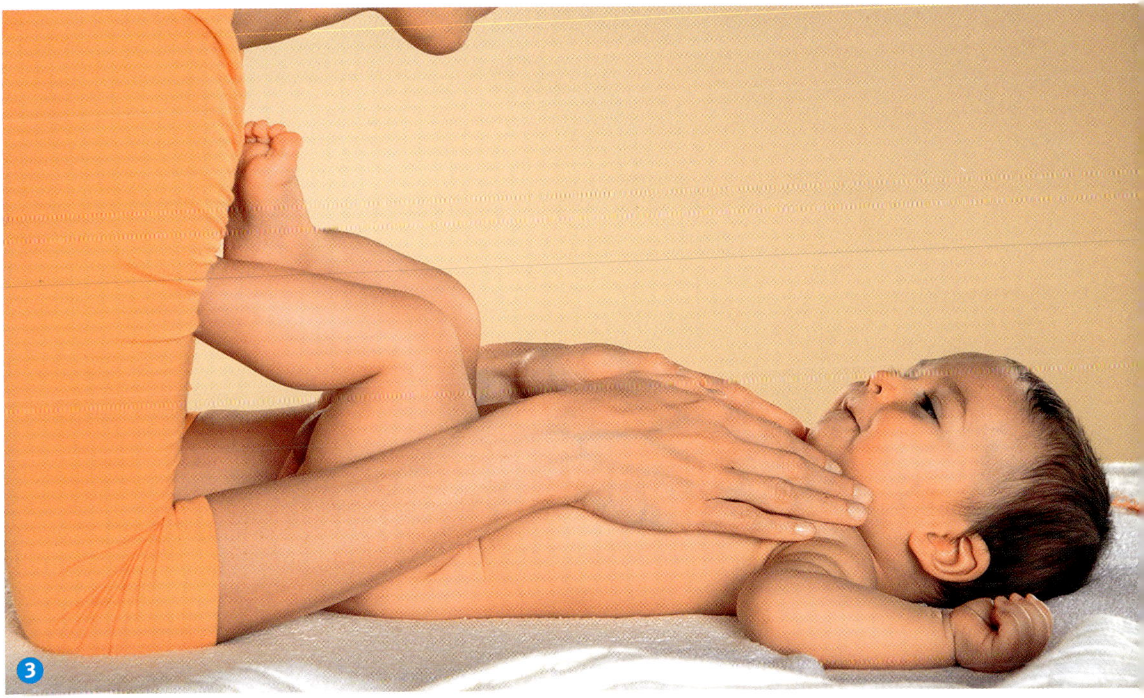
3

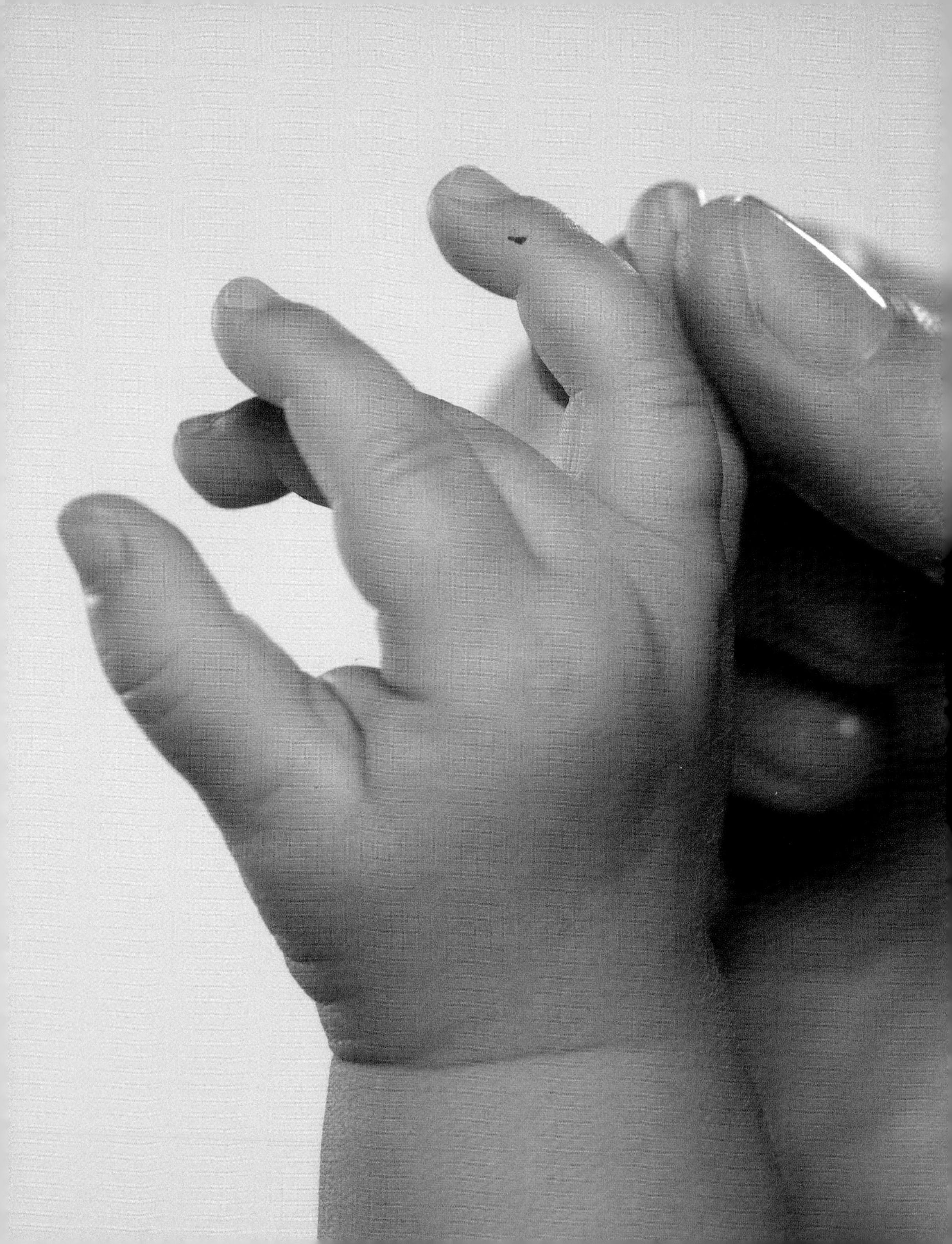

Il massaggio in presenza di piccoli disturbi

Potrete utilizzare diverse manovre del massaggio dolce del bebè sia per lenire i leggeri disturbi del vostro bambino sia come coadiuvanti nella cura di eventuali patologie.
Anche quando il massaggio non raggiunge direttamente lo scopo, si rivela tuttavia quasi sempre efficace nell'attenuare gli stati dolorosi connessi ai frequenti e piccoli disturbi del lattante.

Un aiuto per il bambino e per i genitori

Soprattutto per i neogenitori è difficile sopportare la vista del loro bambino sofferente e non potere fare nulla per aiutarlo. Attraverso determinate manovre mirate il massaggio offre se non altro la possibilità di rendere il bambino consapevole che i suoi genitori gli sono vicini e che si prendono cura del suo benessere. Se si tratta solo di lievi dolori, spesso bastano queste attenzioni per alleviare la sofferenza e calmare il pianto del bebè.
Come abbiamo sottolineato più volte, il massaggio non giova solamente al bambino: molti genitori possono affrontare più rilassati i disagi del proprio figlio se sanno di poter fare qualcosa per contribuire a farlo stare meglio. Si sentono meno inermi e, se il piccolo non accenna a calmarsi, cedono meno alla stanchezza o all'irritazione.
Ciò consente loro di concentrarsi sulle reali esigenze del bambino, occupandosi con mente più lucida e quindi con maggiore efficacia dei suoi disturbi.

Limiti e possibilità del massaggio del bebè

Quanto più il bebè è piccolo tanto più facilmente passa da uno stato di benessere a uno stato di malessere e tanto più rapidamente possono insorgere disturbi di varia gravità.
Se sospettate che il vostro bambino sia seriamente ammalato dovrete sempre e comunque

AVVERTENZA

Nel caso il bambino abbia la febbre alta oppure sia affetto da malattie importanti è assolutamente necessario rinunciare ai massaggi per evitare di sovraffaticare ulteriormente il suo organismo con stimoli inopportuni.
Appena le condizioni del piccolo migliorano, è consentito cominciare a eseguire piccoli massaggi. Se avete dubbi, consultate sempre il pediatra e attenetevi al suo parere prima di riprendere a praticare i massaggi.

rivolgervi al pediatra prima di prendere qualsiasi iniziativa.
I massaggi sono invece particolarmente indicati per attenuare alcuni piccoli disturbi di cui tutti i bebè soffrono durante i loro primi mesi di vita.
Meteorismo, irrequietezza, problemi connessi alla dentizione o all'insonnia: con un piccolo massaggio o con qualche semplice rimedio casalingo potrete efficacemente intervenire in queste situazioni non gravi, ma molto fastidiose per il vostro bambino. Con l'aiuto dei consigli esposti nelle pagine che seguono, fin dai primi segnali di malessere vi sarà facile capire che cosa bisognerà fare per prevenire eventuali disturbi più gravi e per attenuare rapidamente quelli più lievi.

Il meteorismo e la stitichezza

Nel meteorismo e nei dolori addominali il massaggio dolce del bebè si rivela un efficace mezzo lenitivo. La ricerca ha dimostrato che nelle società in cui il massaggio del lattante viene regolarmente praticato si osserva con molta minore frequenza la comparsa delle piccole coliche dei tre mesi.
Il massaggio dolce è ideale per stimolare la digestione ed evitare tensioni addominali. È importante che venga eseguito in senso orario perché il colon (intestino crasso) si sviluppa in questa direzione. Il massaggio aiuta così a eliminare i gas intestinali che tendono la parete addominale. Durante la pratica è consigliabile utilizzare un telo cerato perché

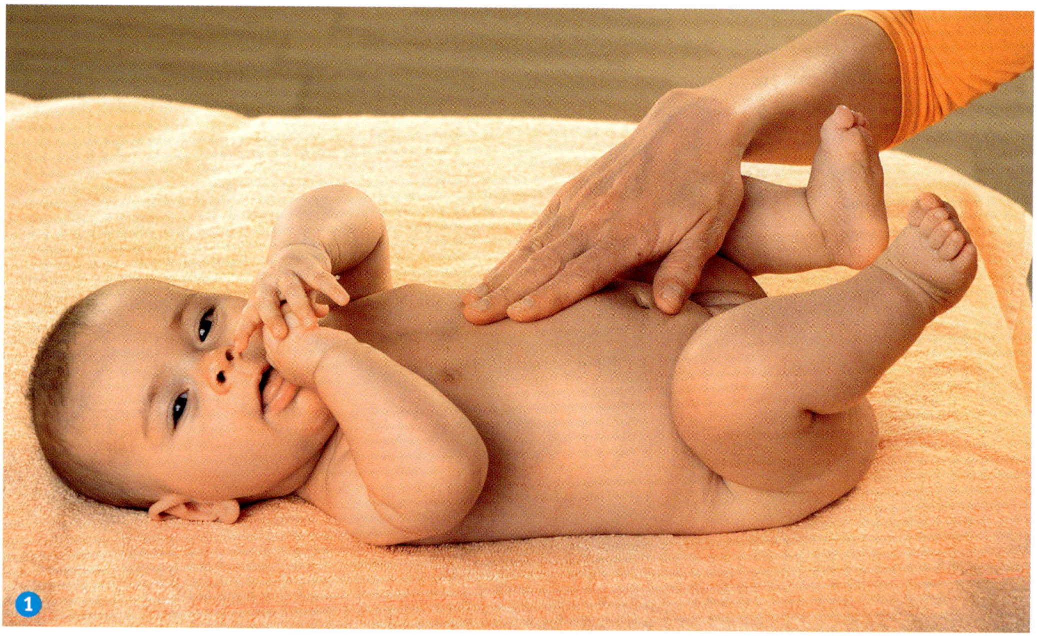

1

il massaggio può stimolare l'evacuazione. L'efficacia del massaggio addominale verrà potenziata utilizzando una miscela d'olio aromatizzata (vedi il box 'Il test di tollerabilità' a p. 28). La miscela ideale è la seguente: 1 goccia di olio essenziale di finocchio e 1 goccia di olio essenziale di camomilla in 50 ml di olio di nocciolo di albicocca.

Massaggiare l'addome

Distendete il bambino sul dorso davanti a voi e sollevategli le gambe con una mano per fare rilassare la parete addominale. Poi con l'altra mano massaggiategli l'addome dall'alto verso il basso con un movimento lento e regolare.

Sfioramenti a spirale

Con il palmo della mano eseguite movimenti a spirale e in senso orario intorno all'ombelico. Iniziate eseguendo movimenti ampi e continuate restringendo progressivamente la spirale. Terminate lasciando per qualche secondo la mano sull'ombelico allo scopo di trasmettere calore all'addome (*figura 1*).

In senso antiorario e in senso orario

- In questo massaggio le vostre mani si trovano inizialmente sotto l'ombelico una sopra l'altra, la mano sinistra sopra la destra. Con la sinistra disegnate un arco intorno all'ombelico in senso antiorario. La mano destra segue la sinistra fino a che ambedue vengono a trovarsi sotto l'ombelico (*figura 2*).
- Ora la mano destra sta sopra: descriverà in senso orario un arco intorno all'ombelico seguita dalla mano sinistra. Il movimento va eseguito lentamente e ritmicamente; il massaggio deve terminare con un movimento in senso orario.

SEMPLICI RIMEDI CASALINGHI

Nel lattante possono insorgere dolori addominali se la madre che allatta ha consumato alimenti che possono provocare meteorismo. In tal caso può essere utile che la madre assuma un infuso di semi di finocchio *(Foeniculum vulgare dulce)* o di cumino (*Carum carvi*): attraverso il latte materno le sostanze presenti nelle tisane possono indurre un effetto benefico nel bambino. Efficace è anche l'infuso di semi di fieno greco (*Trigonella foenum graecum*).

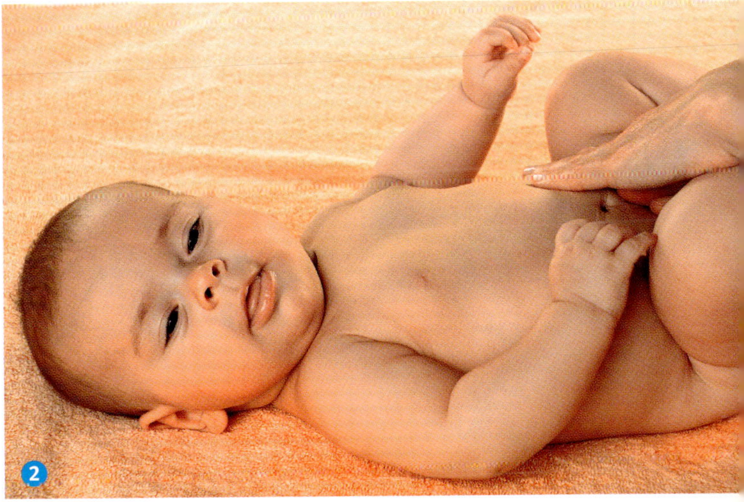
2

L'ANSIA E L'IRREQUIETEZZA

I massaggi regolari sono ideali per rafforzare il legame tra madre e figlio e per infondere maggiore fiducia nei bambini ansiosi e insicuri. L'ansia viene efficacemente combattuta quanto più il contatto corporeo è esteso. Si consiglia pertanto di massaggiare il bambino tenendolo adagiato sulle proprie gambe.
Se un piccolo normalmente tranquillo si mostra all'improvviso nervoso o ansioso, per prima cosa dovrete cercare di individuare la causa di un tale cambiamento: potrebbe avvertire un dolore, essere infastidito dal pannolino sporco, potrebbe avere fame o essersi spaventato per qualche cosa sfuggita alla vostra attenzione.
Se l'irrequietezza e l'ansia si manifestano con frequenza, un semplice rimedio è rappresentato dal massaggio eseguito con 1-2 gocce di olio essenziale di lavanda o di rosa diluite in 50 ml di olio di base. Questi oli essenziali esplicano un'azione sedativa e rasserenante.
Nei bambini ansiosi è particolarmente importante eseguire il massaggio con estrema lentezza e con calma, essere rilassati e respirare profondamente.

Sfioramenti dolci

- Fate stendere il bambino in posizione supina, quindi con la mano distesa accarezzatelo delicatamente partendo dal torace, proseguendo lungo l'addome fino alle gambe, cambiando mano ritmicamente. Appena la mano destra è arrivata alle gambe, con la sinistra riprendete il massaggio a partire dal petto.
- Dopo avere eseguito questi movimenti un certo numero di volte, adagiate il bambino in posizione prona e ripetete gli sfioramenti partendo dalle spalle lungo la schiena e i glutei fino alle gambe.
- Se il bambino mostra di gradire questi sfioramenti, potete estenderli a tutto il corpo partendo dalla testa fino ad arrivare ai piedi. **Attenzione**: l'olio non va usato per massaggiare il viso.

Massaggio rilassante dei piedi

- Per eseguire questa manovra dovete massaggiare i piedi del bebè contemporaneamente. Iniziate prendendoli tra le mani e massaggiandoli un paio di volte dalla caviglia fino alle dita; rilassato, il bambino si lascerà accarezzare tranquillamente (*figura 1*).
- Poi prendete i piedi del bebè tra il pollice e l'indice e massaggiate le dita eseguendo qualche delicato movimento di pressione partendo dalla metà superiore della pianta del piede fino alla punta delle dita.
- Continuate massaggiando con la punta delle dita partendo dalla caviglia procedendo lungo l'arco dorsale del piede fino alle dita. Eseguite sempre il movimento lentamente e delicatamente, ma fate attenzione a non provocare il solletico. Ripetete più volte la manovra.
- In ultimo, prendete tra le mani i piedi del bebè in modo tale da potere eseguire con i pollici piccoli e cauti movimenti di pressione partendo dalla metà superiore della pianta del piede fino al calcagno. Verrà così eseguito un massaggio plantare che di volta in volta partirà dalla base di ogni dito fino al calcagno.

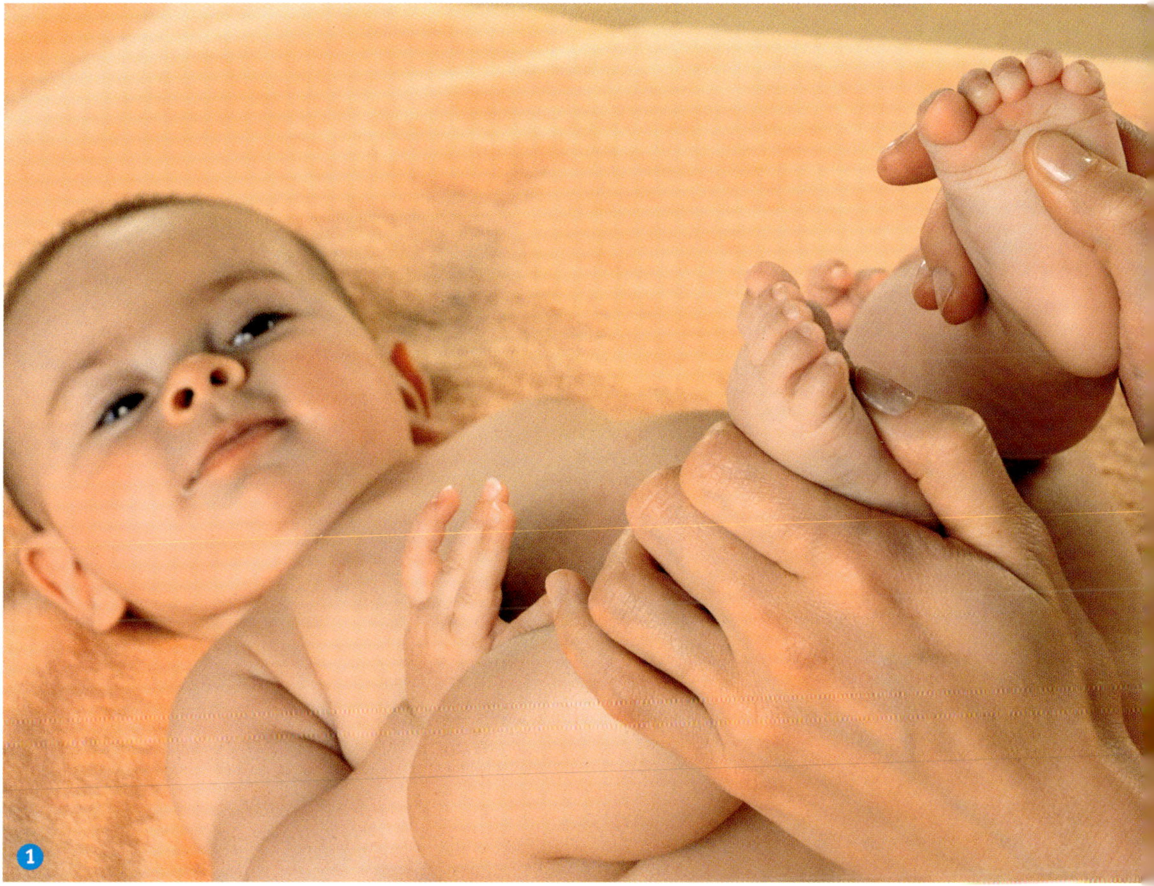

SE IL VOSTRO BEBÈ AMA ESSERE COCCOLATO A LUNGO... METTETEVI COMODI!

Se anche il vostro bebè fa parte della numerosa schiera dei bambini che si calmano solo se cullati a lungo, forse potrete risparmiarvi le interminabili passeggiate avanti e indietro per la camera da letto mettendo in atto questo semplice espediente: sedetevi su una sedia (possibilmente a dondolo), adagiate il bambino a pancia in giù sulle vostre cosce (se necessario sorreggendogli la testa) e dondolatelo lentamente muovendo le gambe.

La dentizione

Se osservate che il bebè porta continuamente le dita alla bocca o si infila in bocca tutto ciò che gli capita tra le mani, se ha le guance arrossate o perde molta saliva, probabilmente stanno cominciando a spuntare i primi dentini.
Tra il quarto e il dodicesimo mese, la maggior parte dei bambini accusa dolori più o meno accentuati dovuti all'eruzione del primo dente, cosa che può creare nei genitori qualche preoccupazione. Gli appositi anelli massaggiagengive e prodotti specifici per la dentizione aiutano il bambino a lenire il dolore e spesso contribuiscono ad accelerare la fuoriuscita del dente. Anche in questo caso il massaggio può costituire un valido aiuto.

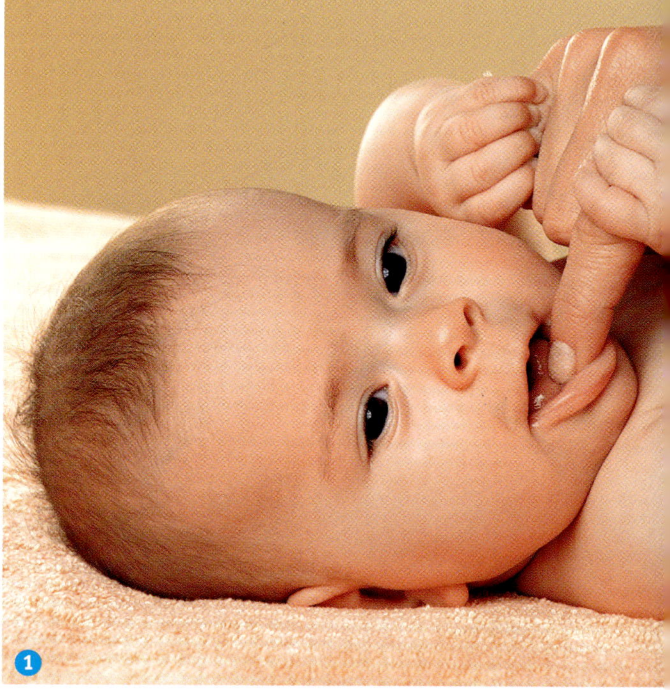
1

Il massaggio delle gengive

- Sempre che il bambino non si opponga con decisione, potete massaggiargli le gengive voi stessi con i polpastrelli delle dita (non dimenticate di tenere sempre le unghie molto corte per evitare di graffiargli la bocca).
- Molti bambini rifiutano di farsi massaggiare le gengive, però gradiscono molto masticare le morbide dita della mamma o del papà, e poiché l'effetto è lo stesso, in questo caso lasciate pure che una volta tanto sia il bambino a svolgere la maggior parte del lavoro di massaggio (*figura 1*).

AVVERTENZA

Se le gengive oppure la gola del bambino dovessero essere arrossate o addirittura infiammate, è particolarmente importante che vi laviate accuratamente le mani prima di massaggiargli le gengive o di fargli masticare le vostre dita. Gli arrossamenti scompariranno più rapidamente tamponandoli con batuffoli di ovatta imbevuti di infuso di camomilla.

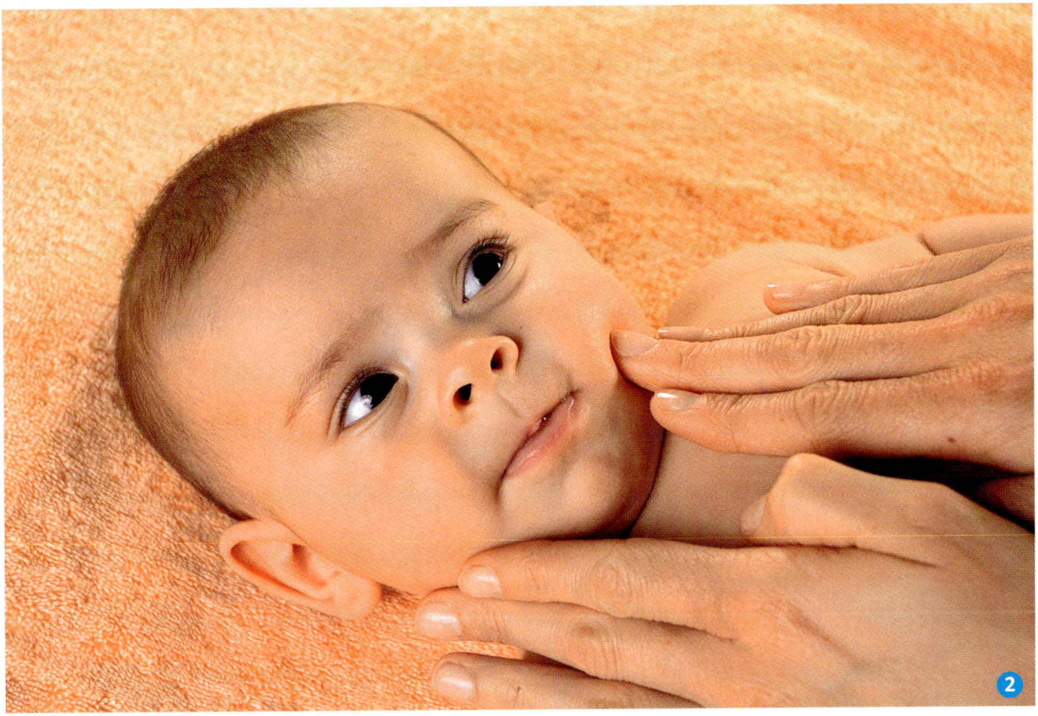

Leggere vibrazioni

Con il polpastrello del pollice o dell'indice eseguite con cautela una leggera manovra di vibrazione intorno alle labbra del bambino. Seguite punto per punto il margine interno della mascella. Così facendo, massaggerete esattamente l'area in cui eromperanno i primi dentini.

Il massaggio della mascella

Durante la dentizione spesso il dolore si estende alla mascella e il bambino si mette freneticamente a masticare qualsiasi cosa riesca portarsi alla bocca. È perciò opportuno eseguire un massaggio mirato della mascella. Con la punta delle dita eseguite piccoli movimenti circolari dal mento fino alle orecchie. Sempre con movimenti circolari massaggiate poi delicatamente l'area della mandibola (*figura 2*).

Sfioramenti delle labbra

Con la punta delle dita massaggiate l'area immediatamente sopra il labbro superiore, dal naso verso l'esterno fino agli angoli della bocca. Poi massaggiate dal centro del mento al di sotto del labbro inferiore, sempre verso l'esterno, fino agli angoli della bocca. Se necessario, ungete con un paio di gocce d'olio di base la punta delle dita.

IL RAFFREDDORE

I lattanti sono soggetti a varie forme di malattie da raffreddamento, più o meno gravi, con una frequenza molto maggiore rispetto agli adulti. Il raffreddore e il naso chiuso sono spesso causa di notevole disagio nei bambini, soprattutto se appena nati. Nei mesi invernali è comunque sempre molto importante aerare adeguatamente i locali e proteggere i bebè dalla polvere, dal fumo passivo e dai gas di scarico.

Brevi massaggi dolci del viso possono essere d'aiuto per sciogliere il muco nel naso e nelle cavità nasali e favorirne il deflusso. Questi massaggi stimolano inoltre i punti di agopuntura esplicando un'azione benefica sull'infiammazione delle mucose e contribuendo inoltre a migliorare il deflusso del secreto nasale. Generalmente nei lattanti questo tipo di manipolazioni ha effetti estremamente positivi, al punto che non è necessario eseguire alcuna manovra di compressione, ma unicamente un leggero massaggio circolare delle zone corrispondenti ai punti di agopuntura.

Sfioramenti delle sopracciglia

Al di sopra della radice del naso e a livello delle sopracciglia si trovano due importanti punti che aiutano a liberare i seni frontali.

- Appoggiate i pollici sopra la radice del naso e massaggiate più volte le sopracciglia e l'area sovrastante a partire dall'attaccatura delle sopracciglia fino alle tempie.

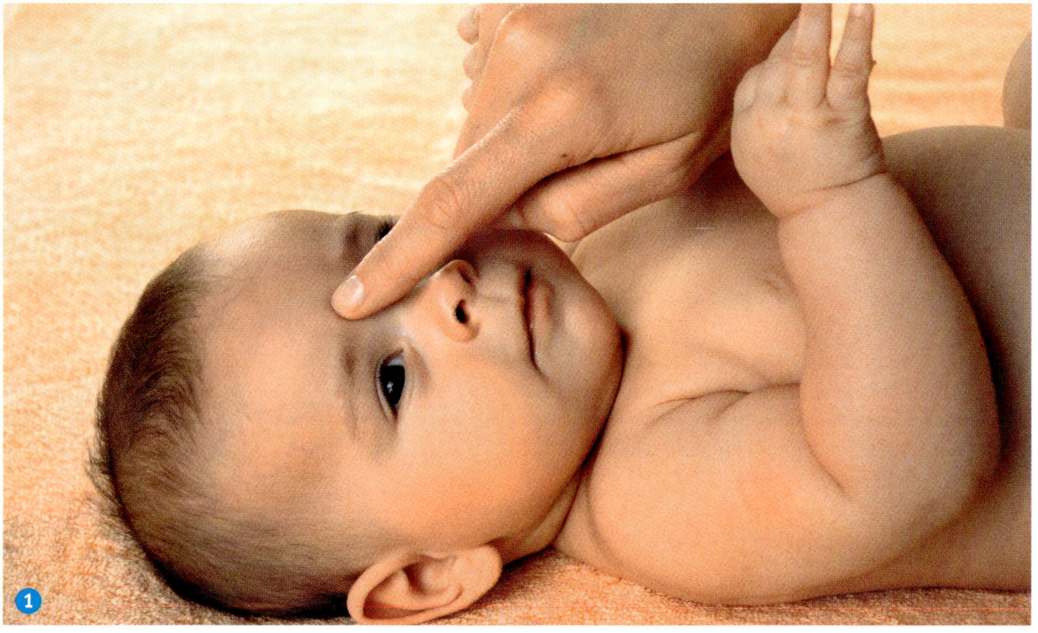

1

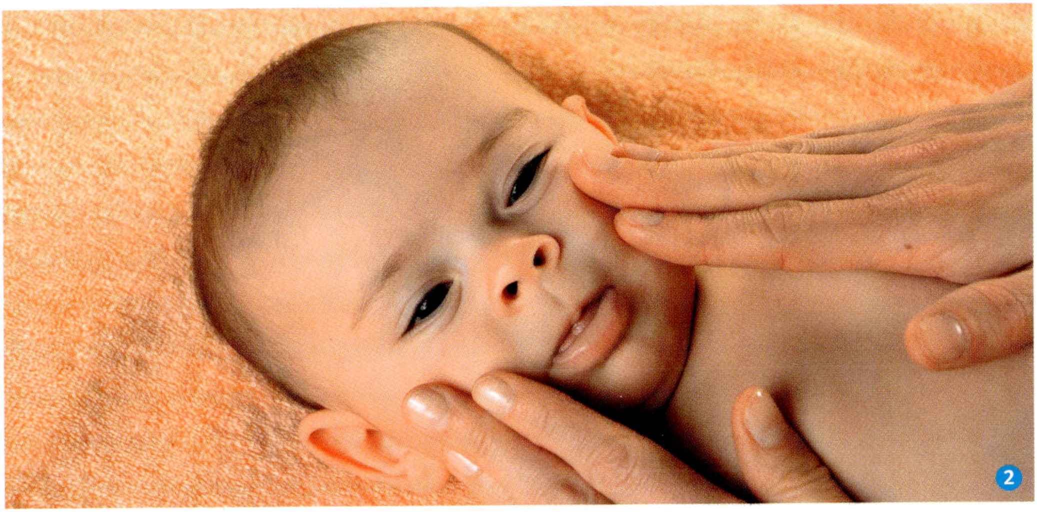

- Con la punta dell'indice descrivete, senza premere, piccoli movimenti concentrici nella zona compresa tra le due sopracciglia: qui si trova un altro punto di agopuntura che, se adeguatamente stimolato, favorisce ulteriormente la guarigione (*figura 1*).

L'OLIO DI CAJEPUT

Per attenuare i disturbi da raffreddamento un leggero massaggio del torace con 1-2 gocce di olio di cajeput (in 50 ml di olio di base) si rivela spesso molto efficace. Il cajeput (*Melaleuca leucodendron*) è uno degli oli essenziali più blandi, e nella maggior parte dei casi è ben tollerato anche dalla sensibile cute del bambino. È un buon coadiuvante nella cura di raffreddore, tosse e dolori muscolari.
Per precauzione, sempre che il pediatra approvi questo rimedio, eseguite comunque il test di tollerabilità illustrato nel box a p. 28.

Sfioramenti del naso

Con la punta delle dita praticate lenti massaggi a partire dalla radice del naso proseguendo lungo le narici in direzione degli angoli della bocca. A sinistra e a destra, sotto ogni narice, si trovano due punti di agopuntura che possono essere straordinariamente stimolati mediante leggeri movimenti circolari della punta delle dita. Favoriscono la guarigione e contribuiscono a liberare il naso. Associate agli sfioramenti i movimenti circolari e ripetete 2-3 volte le manovre.

Movimenti circolari sulle guance

Per terminare potete massaggiare le guance. Con la punta delle dita eseguite un movimento circolare sulle guance procedendo dalle narici verso l'esterno e poi verso l'alto e infine dall'alto in basso lungo le narici. Ripetete i movimenti più volte e lentamente (*figura 2*).

LA DERMATITE ATOPICA

Molti lattanti sono soggetti a dermatite atopica (o eczema atopico), un eczema caratterizzato da pelle secca e screpolata e da un intenso prurito. Nei primi anni di vita del bambino questo disturbo può diventare un vero tormento. Se poi si tratta di un bambino molto piccolo, la situazione si fa ancora più seria anche per i genitori, che tentano in tutti i modi di impedire al bambino di grattarsi pur nella consapevolezza di non poter fare molto dinnanzi a un disturbo che, come viene loro detto, tende a divenire cronico o cronico-recidivante.

Nella dermatite atopica può costituire un valido aiuto il massaggio praticato con alcune particolari miscele di oli in grado di apportare alla pelle stressata e molto secca preziose sostanze nutritive.

In linea di massima, potete mettere in atto le tecniche di massaggio che abbiamo fin qui illustrato. Nelle aree infiammate e screpolate il massaggio dovrà però essere estremamente delicato, con un tocco leggero che sfiori appena la pelle.

Più importante della tecnica è, come abbiamo anticipato, la scelta degli oli più adatti; è infatti indispensabile che siano della migliore qualità. Oltre a quelli che ormai conoscete, in caso di dermatite sono molto indicati i seguenti oli.

CHIEDETE SEMPRE IL PARERE DEL PEDIATRA

Il pediatra saprà fornirvi utili consigli sulla cura della dermatite atopica, e per quanto riguarda il massaggio vi segnalerà quali eventuali specifiche pomate antinfiammatorie utilizzare.

L'olio di enotera

L'olio di enotera (*Oenothera biennis*) viene ottenuto mediante la spremitura a freddo dei semi dell'omonima pianta ed è particolarmente ricco di acido gammalinoleico. La sua azione terapeutica calma il prurito, rigenera la pelle e favorisce la traspirazione cutanea producendo un rapido miglioramento nei soggetti affetti da dermatite.

Dosaggio: per ottenere un olio per massaggi curativo miscelate 10 millilitri di olio di enotera con 50 millilitri di olio di jojoba o di olio di mandorle dolci (attenzione però, la miscela con olio di mandorle non può essere conservata a lungo).

L'olio di iperico

L'olio di iperico (*Hypericum perforatum*) svolge un'azione antinfiammatoria, lenitiva e rigenerante della cute secca e screpolata, ma presenta alcune controindicazioni: per prima cosa bisogna tenere presente che aumenta la fotosensibilità della pelle e pertanto, soprattutto se usato con frequenza, è importante tenere il bambino al riparo dalla luce; in secondo luogo, il suo colore rosso brillante non macchia tanto la cute quanto i tessuti (sarà quindi opportuno non utilizzare, durante il massaggio, i vostri teli da bagno preferiti).

Dosaggio: anche l'olio di iperico non va utilizzato puro, ma va miscelato con olio di mandorle o di jojoba nella misura di 5 millilitri di olio di iperico in 50 millilitri di olio di mandorle o di jojoba.

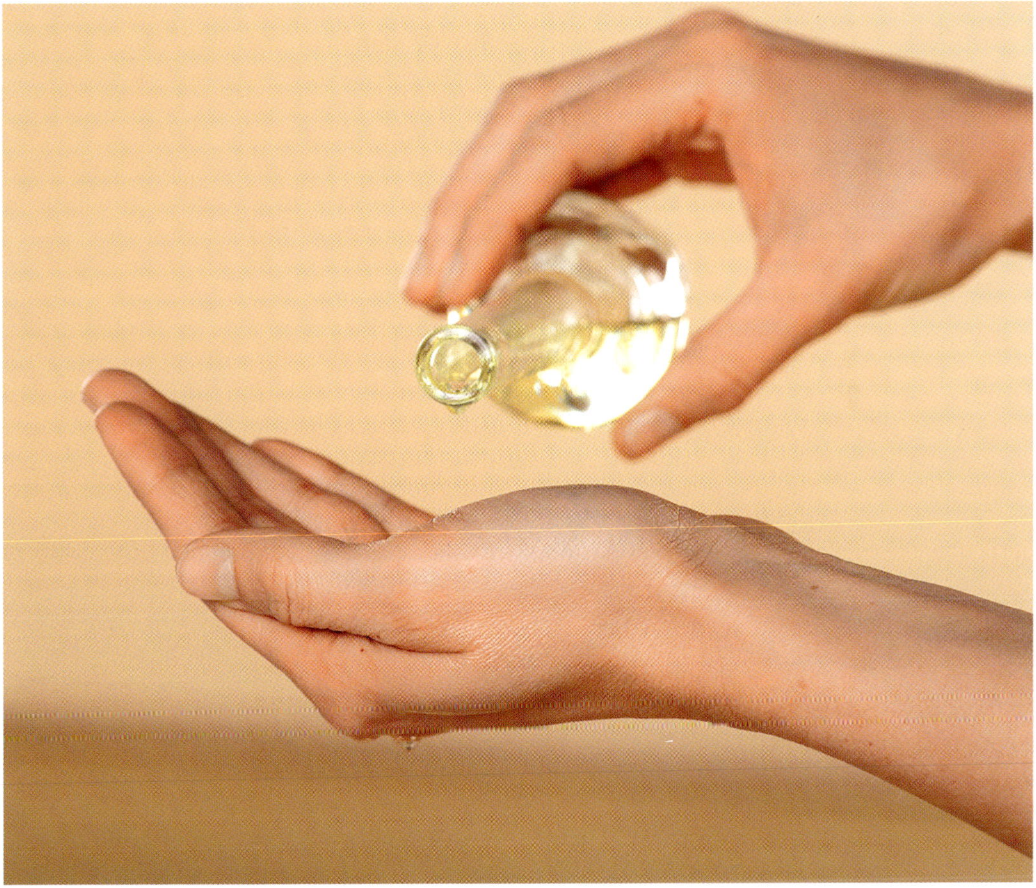

Una corretta miscela di oli attenua il prurito e l'infiammazione.

L'olio di canapa

Per il suo elevato contenuto in acidi grassi insaturi l'olio di canapa (*Cannabis*) ha uno straordinario potere curativo. Diversamente dalla resina contenuta nelle escrescenze del fusto della pianta, i semi e l'olio che se ne ottiene non contengono sostanze pericolose per la salute, ma preziosi acidi gammalinoleici (anche se in concentrazione inferiore rispetto all'olio di enotera). L'olio di canapa presenta alcuni vantaggi, il primo dei quali è che difficilmente induce la sensibilizzazione della pelle e quindi può essere usato con tranquillità a livello locale; inoltre è relativamente conveniente. Acquistate soltanto olio ottenuto da spremitura a freddo e proveniente da coltivazione biologica.

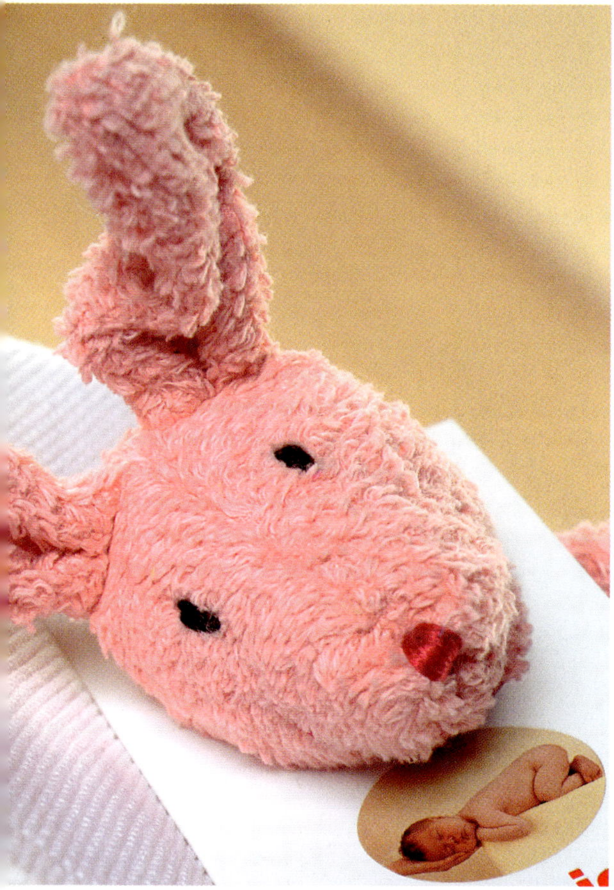

PICCOLI PROBLEMI DI INSONNIA

Eseguiti con regolarità, i massaggi migliorano molto rapidamente il ritmo del sonno del lattante. Grazie alla loro azione rilassante il bambino si addormenta con maggiore facilità e dorme più profondamente. Se il vostro bebè dorme male è tuttavia consigliabile fare assumere al massaggio la forma di un rituale quotidiano mirato, un rituale che abbia cioè il preciso scopo di favorire il sonno e che venga sempre svolto prima di mettere a dormire il bambino.
Fate attenzione a compiere manovre dolci e rilassanti e massaggiate sempre con movimenti particolarmente lenti e armoniosi.

Il ritmo corretto del sonno

Diversamente da quanto avviene negli adulti, il sonno dei neonati non fa distinzione tra giorno e notte. I bebè dormono da 14 a 20 ore al giorno, ma il loro sonno è intervallato da molte brevi pause che vanno dalle 2 alle 4 ore. Non è possibile spingere il bambino a dormire senza interruzioni: soprattutto nei primi mesi di vita spesso il lattante ha fame anche di notte, reclama quanto gli è dovuto e inevitabilmente costringe i genitori ad alzarsi. Anche nei neonati si ha però, nella maggior parte dei casi, un ritmo relativamente regolare tra fame, veglia e sonno.
In molti lattanti si nota una pausa di un'ora-un'ora e mezza durante la quale appaiono stanchi e quindi più propensi ad addormentarsi. Osservate con attenzione il comportamento del vostro bebè per individuare il suo personale ritmo del sonno e cercate di metterlo a dormire appena vi accorgete che ne sente il bisogno.
Un ritmo regolare aiuta ad abituare più rapidamente il bambino al sonno notturno. Stabilito un regolare ritmo diurno, tracciate un netto confine tra giorno e notte. Durante le pause notturne di veglia, oltre ad attenuare il più possibile le luci, per non disturbare la quiete notturna va evitato tutto ciò che può stimolare

la vivacità del bambino: in tal modo si riaddormenterà molto più facilmente.

Per favore non disturbate!

Le discussioni ad alta voce, il continuo andare e venire nella cameretta, e comunque qualsiasi fonte di rumori insoliti possono evidentemente disturbare non poco il sonno del piccolo. Al contrario, i rumori 'normali' quali, per esempio, le voci di una conversazione pacata, gli abituali rumori che provengono dalla cucina mentre si prepara da mangiare o il consueto tintinnio delle stoviglie mentre si lavano i piatti non soltanto non disturbano il bambino, ma gli danno la rassicurante certezza che la vita sta seguendo il suo corso abituale. È inutile quindi camminare in punta di piedi perché il bebè sta dormendo: lui si sveglierà comunque di tanto in tanto e un insolito silenzio potrebbe persino farlo svegliare prima del solito.

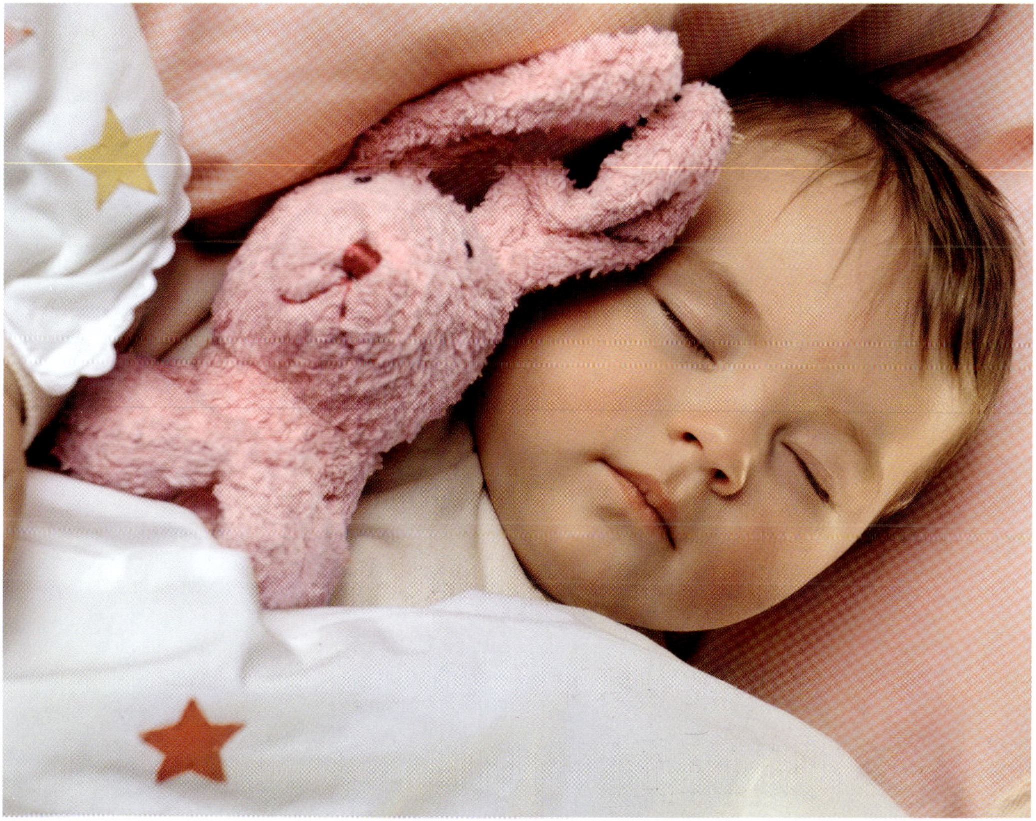

Un breve massaggio rilassante eseguito ogni sera migliora il ritmo del sonno.

UN DOLCE RITUALE PER FAVORIRE IL SONNO

Forse qualcuno vi avrà detto che il bebè si addormenta subito facendogli fare un bel giretto in macchina. Tuttavia, azioni oltremodo stimolanti come vestirlo, farlo uscire di casa, fargli cambiare ambiente andrebbero evitate, tanto più che neppure per voi sarebbe opportuno passare la notte compiendo innumerevoli giri dell'isolato in macchina. I vostri piccoli rituali devono essere i più semplici possibile. E a tale scopo potrete attenervi a questi semplici consigli che in ogni caso andranno adattati alle vostre personali esigenze.

- Fate mangiare il bambino fino a saziarlo completamente, altrimenti la fame lo farà svegliare. Non mettetelo a dormire prima che abbia fatto il ruttino perché anche il meteorismo è causa di un sonno disturbato.
- Prima di mettere a dormire il neonato non dimenticate di svolgere tutte le normali incombenze del caso, quali, per esempio, pulire il moncone ombelicale o, se la dentizione ha già avuto luogo, lavargli i denti. Aerate nuovamente la camera da letto e coccolate un po' il vostro bambino.
- A questa breve pausa, che ha lo scopo di favorire la digestione, fate seguire un breve massaggio dolce.
- Cambiategli infine il pannolino, vestitelo per la notte (il pigiamino si assocerà facilmente all'idea che è ora di dormire) e portatelo nella sua culla o nel suo lettino. Cantategli una ninnananna (preferibilmente sempre la stessa) e congedatevi con un bacio affettuoso.
- Non dimenticate che i sentimenti e gli stati d'animo sono veramente contagiosi, e per trasmettere un benefico contagio siate dunque sempre tranquilli e rilassati.

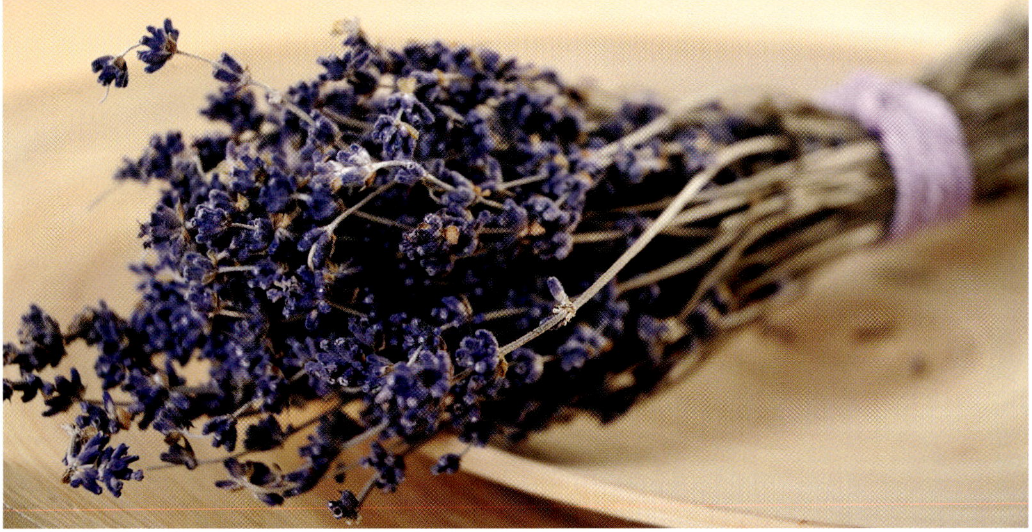

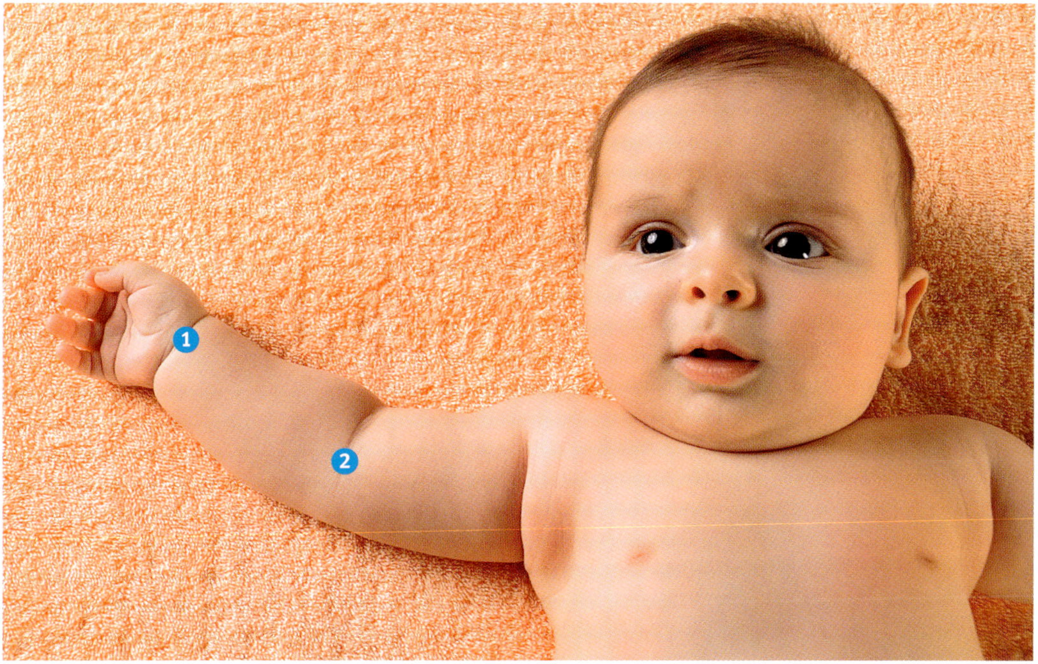

Il massaggio dolce sui punti di agopuntura di polsi e gomiti ha un effetto rilassante e concilia il sonno.

Conciliare il sonno con il massaggio sui punti di agopuntura

- A livello dei polsi (1) e dei gomiti (2) si trovano punti di agopuntura che, opportunamente stimolati, svolgono un'azione rilassante e favoriscono il sonno. Prendete con una mano la manina del bambino e stirate in fuori il suo braccio con un movimento dolce. Con l'altra mano massaggiate poi lentamente e uniformemente dalla spalla lungo il braccio fino alla mano, prima la parte interna e poi quella esterna. Poi con una mano prendete il gomito del bebè e con il pollice eseguite con cautela movimenti circolari sulla zona interna del gomito. Massaggiate poi anche la parte interna del polso (a partire dalla zona sottostante il mignolo) eseguendo delicati movimenti circolari. Riadagiate il braccio del bambino e ripetete tutte le manovre anche sull'altro braccio.
- Per favorire un buon sonno si rivelano particolarmente utili gli oli per massaggi aromatizzati con olio essenziale di lavanda, camomilla oppure rosa. Fate però attenzione al dosaggio: per la pelle sensibile del bambino è sufficiente 1 sola goccia in 50 millilitri di olio di base. Anche il classico sacchetto di lavanda aiuta il bebè a fare un buon sonno e tanti bei sogni.

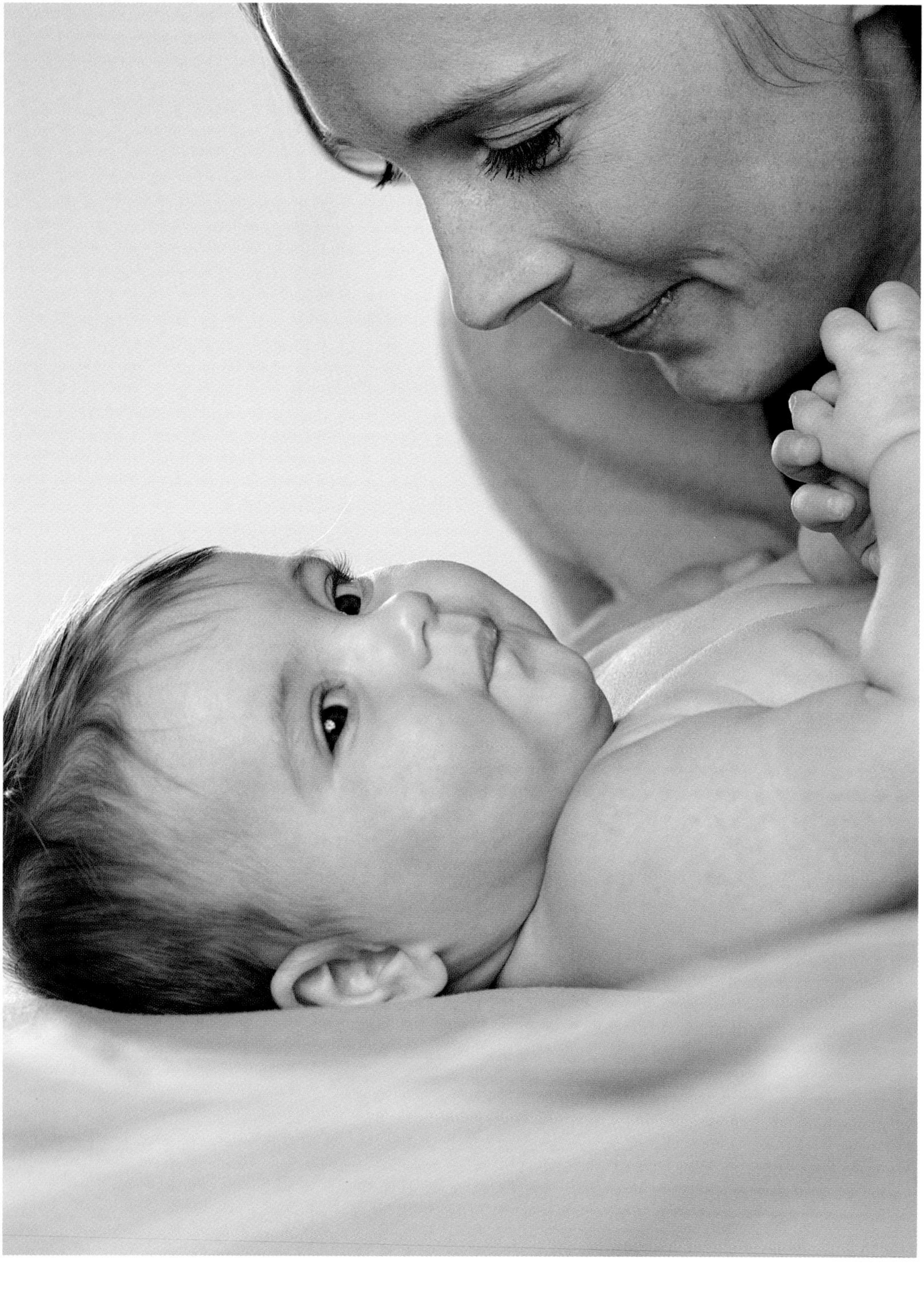

Massaggiare giocando

Chi ha detto che il massaggio non possa trasformarsi in un momento di puro divertimento e in un'occasione per giocare con il vostro piccolo?
Soprattutto quando inizia a crescere, i massaggi che vengono proposti in questo capitolo rappresentano un'ottima alternativa al 'classico' massaggio dolce del bebè. Grazie a questi semplici gesti introdurrete delle varianti per stimolare la motricità e le capacità percettive del bambino.
Per far ciò, potete seguire i suggerimenti illustrati in queste pagine oppure creare combinazioni personalizzate.

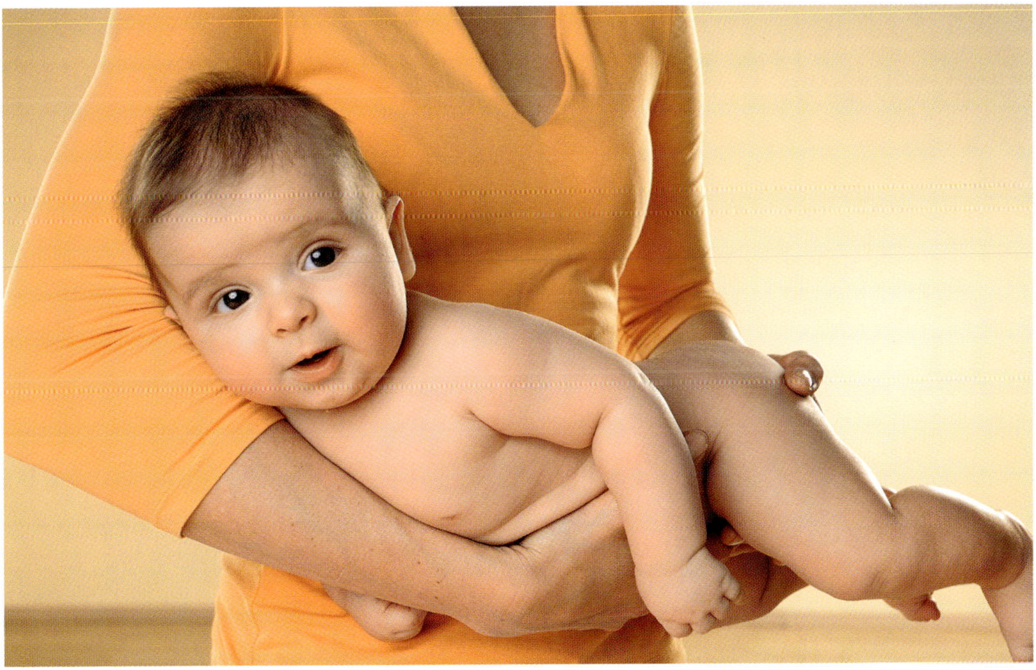

Il bambino è al sicuro nella vostra presa: il gioco del pendolo può avere inizio.

Cullare e dondolare

Anche se i movimenti eseguiti cullando e dondolando il bambino possono apparire diversi da una vera e propria tecnica di massaggio, sono comunque gesti mirati che stimolano l'organismo del bebè aiutandolo a sviluppare la percezione del corpo e dello spazio.

Vola vola l'uccellino

- Sollevate il bebè prendendolo per le ascelle e avvicinatelo al petto. Sospingetelo verso l'alto, quindi di nuovo verso il basso, nella posizione di partenza. Molti bimbi imparano molto presto ad apprezzare questo movimento, soprattutto se vengono sollevati di slancio per poi 'atterrare' fra le braccia rassicuranti dei genitori.
- In alternativa potete eseguire gli stessi movimenti in orizzontale, allontanando da voi il bebè e riaccostandolo amorevolmente al petto.

Il gioco del pendolo

Adagiate il bambino a pancia in giù sul vostro braccio e sulla mano e sorreggetegli una gamba con l'altra mano (*figura a p. 69*). All'inizio è consigliabile compiere solo leggere torsioni del tronco, prima da una parte poi dall'altra, in modo da abituare il bambino al movimento. In seguito, quando vi sentirete più sicure, potrete ruotare e completamente intorno al vostro asse.

L'ottovolante

- Tenete il bambino a pancia in su sorreggendogli il sederino con una mano e la testa e le spalle con l'altra, in modo da garantire una presa sicura (*figura a lato*).
- A questo punto sollevatelo verso l'alto: l''ottovolante' può avere inizio. Cullate il piccolo da destra verso sinistra, e viceversa, compiendo un ampio movimento ondulatorio come se voleste disegnare un grande 'otto' orizzontale: in una direzione farete dondolare il bambino dalla parte della testa, nell'altra direzione dalla parte dei glutei. All'inizio eseguite questo esercizio con estrema dolcezza affinché il bambino si senta al sicuro tra le vostre braccia.

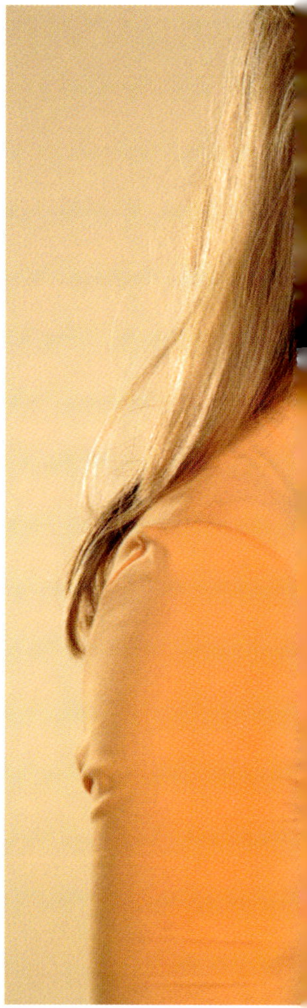

Il massaggio della farfalla

La farfallina sfiora delicatamente con la punta delle ali la morbida pelle del bebè (*figura a p. 72*).
I leggerissimi sfioramenti di questo massaggio stimolano la capacità tattile. Il bambino sensibile al solletico dimostrerà, almeno inizialmente, di preferire un tocco più deciso, ma con il

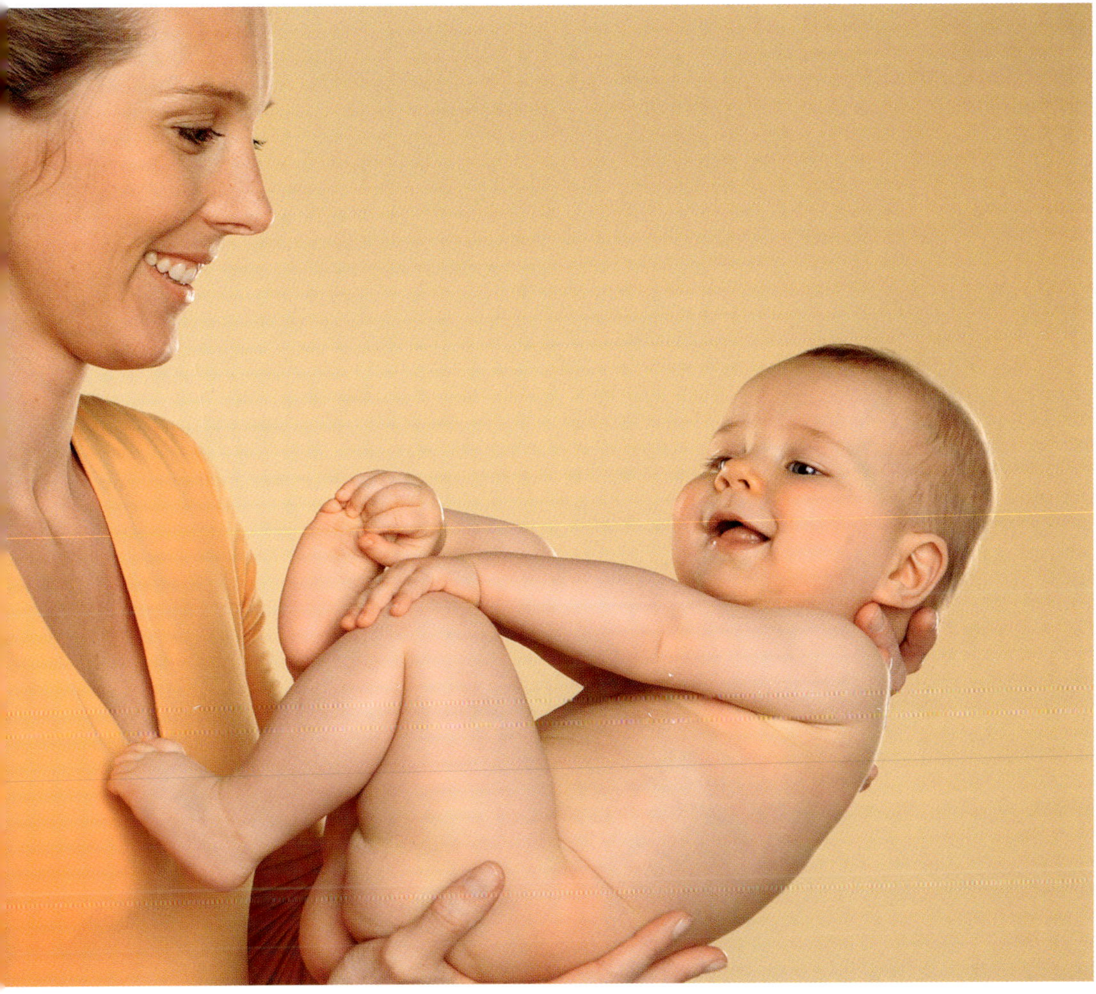

Il gioco dell'ottovolante: per volare sicuri tra le braccia della mamma.

passare del tempo questo gioco contribuirà a fargli accettare questi delicatissimi movimenti. Potete far volteggiare la farfallina sul corpo del bambino con o senza l'ausilio di un olio per massaggi. Una piccola quantità di quest'ultimo offre tuttavia il vantaggio di rendere le mani più scivolose e, di conseguenza, di renderne il tocco più leggero. Inoltre, le tracce di olio lasciate dalle mani serviranno a indicare le aree già massaggiate.

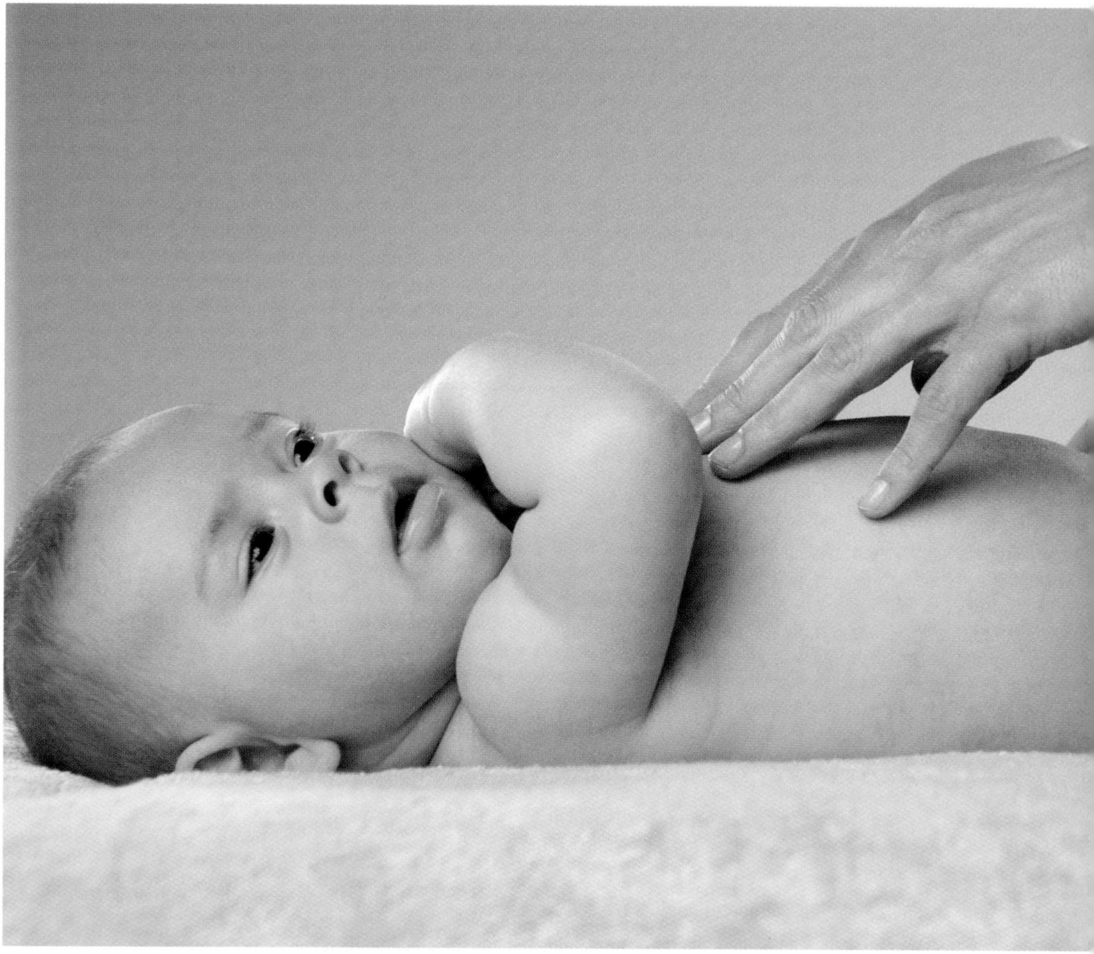

Le vostre dita si trasformeranno in leggere ali di farfalla.

Anche se il piccolo non vi può ancora capire, mentre lo svestite raccontategli che tra poco verrà da lui una farfalla che lo sfiorerà con le sue ali leggere. Accostando i pollici, potete fare assumere alle vostre mani la forma di una farfalla che sta per arrivare in volo.

A poco a poco, ascoltando ogni volta il suono delle stesse parole, e osservando il movimento delle mani della mamma, il bambino capirà quando sta per avere inizio quel gioco di leggeri tocchi di mano e di carezze particolarmente piacevoli.

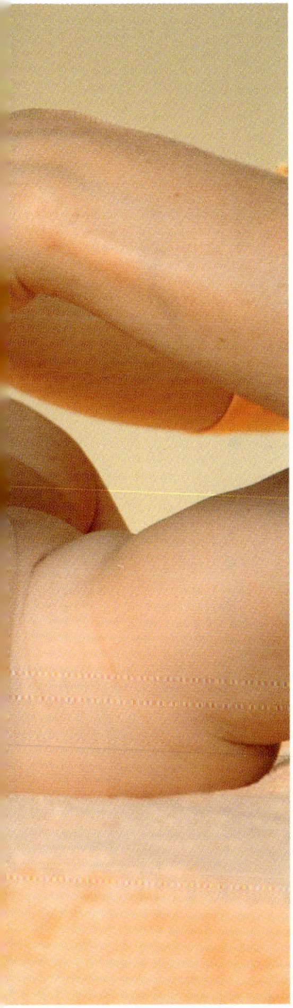

La caratteristica del massaggio della farfalla sta nel fatto che solo i polpastrelli delle dita sfiorano la pelle del bambino, se possibile con le due mani contemporaneamente e a un ritmo uniforme. Ciò è molto facile accostando i pollici o addirittura procedendo a pollici uniti.

Farfallina bianca bianca, vola vola e mai si stanca

- Il bambino è disteso davanti a voi in posizione supina. Eseguite una serie di leggerissimi sfioramenti con le dita iniziando dal collo fino alle estremità delle spalle. In seguito muovete molto lentamente le dita dall'alto verso il basso lungo il torace e il petto del bambino. La farfallina può volteggiare tranquilla qua e là, indugiare su alcuni punti e levarsi presto in volo da altri (quelli, per esempio, sensibili al solletico).
- Nel suo prossimo volo la farfallina si poserà anche sulle braccia e sulle gambe del bebè. Volerà infine sulla sua testa e sul suo volto, dove sfiorerà delicatamente con le ali la fronte, le guance, il mento e le orecchie e poi forse si poserà sfacciatamente perfino sul suo nasino.
- Se lo desiderate, e se avete ancora un po' di tempo, voltate il bambino e fate volare la farfallina allo stesso modo anche sulla parte posteriore del corpo. Lasciatela volteggiare dapprima sulla schiena, dalle spalle fino ai glutei, e infine sulle braccia, sulle gambe e sulla testa.

In posizione prona il massaggio può risultare meno rilassante perché il bambino non vede le vostre mani che 'volano' sul suo corpo, e tuttavia a molti bebè questo massaggio piace molto anche così.

Delicata variante: la piccola coccinella

Per cambiare, di tanto in tanto potete provare la variante della piccola coccinella. Il massaggio in questo caso non consisterà più in un leggero sfioramento della cute con la punta delle dita, ma in delicati picchiettamenti eseguiti con i polpastrelli: proprio come se una piccola ma 'corpulenta' coccinella si arrampicasse con le sue zampine sul corpo del bebè.

- Il percorso della coccinella sarà lo stesso seguito dalla farfallina durante il suo leggiadro volteggiare: iniziate dalla zona delle spalle, proseguite lungo il torace e l'addome, poi procedete sulle braccia, sulle gambe e sulle guance per terminare sulla parte posteriore del corpo del bambino.

Ai bambini particolarmente sensibili al solletico spesso il tocco più deciso della coccinella piace molto di più rispetto a quello leggero della farfallina.

MASSAGGI IN RIMA: LE FILASTROCCHE

Le più semplici filastrocche in rima aiutano il bambino 'più in là nei mesi' a parlare, ma grazie al ritmo dei versi anche il bebè di poche settimane è stimolato a emettere i primi vocalizzi. L'aspetto più interessante è che le vostre parole rendono il massaggio un gioco divertente, migliorando la qualità della comunicazione tra voi e il bambino. Pochi versi recitati a bassa voce, soprattutto in situazioni insolite o in un ambiente estraneo, possono aiutare il bebè a capire subito che la mamma sta per regalargli una serie di amorevoli carezze.
Una breve filastrocca che può adattarsi a tutti i movimenti del massaggio è, per esempio, la seguente:

Queste mani che accarezzano
con tanto amore e delicatezza
vanno su e giù per il corpicino
del mio bambino.
(AC)

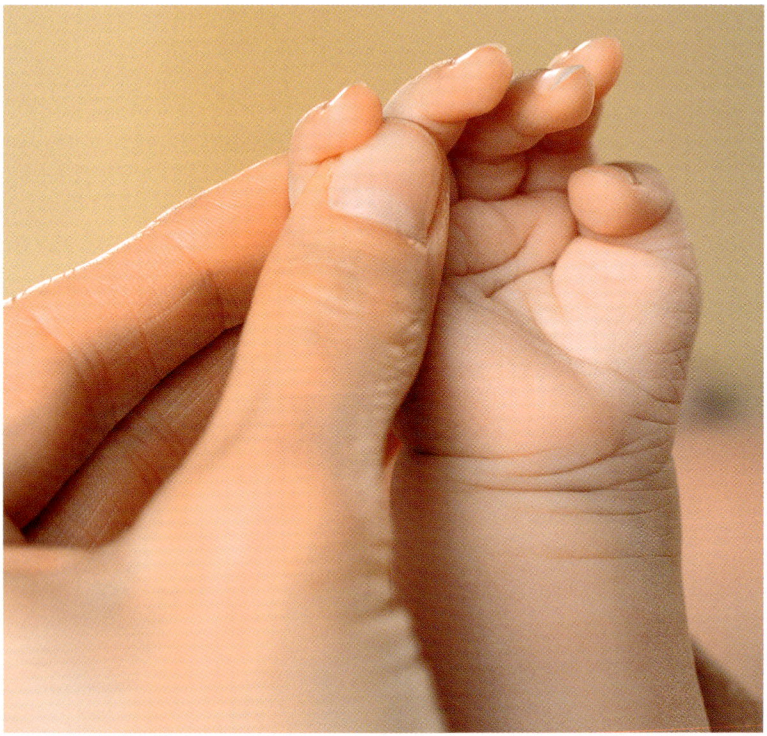

I giochi con le dita associati a semplici massaggi e filastrocche stimolano con particolare efficacia lo sviluppo del bambino.

Piccoli massaggi con le dita: 'Dice il pollice...'

Conoscete anche voi le filastrocche popolari che si recitano mentre si gioca con il bebè? Sono semplici e senza pretese, ma si accompagnano alla perfezione a un piccolo massaggio.
Mentre parlate, concedetevi il tempo per massaggiare dolcemente con l'indice e il pollice le singole dita del bambino. Non importa se la filastrocca non è sempre la stessa, se preferite potete adottarne una per le dita della mano e un'altra per quelle dei piedini.

Dice il pollice:
non c'è più pane!
Dice l'indice:
come faremo?
Dice il medio:
lo compreremo!
Dice l'anulare:
ce n'è pochino!
Dice il mignolo:
tutto a me che son piccino!

Oppure, sempre massaggiando un dito dopo l'altro a partire dal pollice o dall'alluce:

Qui passò una lepre pazza:
questo le sparò,
questo la cucinò,
questo andò per il pane,
questo andò per il vino
e ne rimase poco pochino.

Piccoli massaggi del viso

Unendo le tecniche di massaggio illustrate in questo libro a un pizzico di fantasia, alle filastrocche e ai giochi con le dita potrete di volta in volta creare un piccolo mondo fatto di gesti e parole. Probabilmente conoscete questa filastrocca che si addice perfettamente al massaggio del viso, a partire dagli occhi, passando dalla bocca e finendo con il nasino:

Questo è l'occhio bello,
questo è suo fratello,
questa la chiesetta,
e questo il campanello.
Din, don, din, don...

Oppure, cominciando dalla fronte:

Luna piena per pensare,
due finestrine per guardare
due buchini per annusare
belle perline per masticare,
due conchigliette per ascoltare
quello che dice la tua mamma
quando ti canta la ninnananna.
(AC)

'Dolce, dolce bimbo mio se mi sorridi sorrido anch'io'

Dite a vostro figlio quanto vi fa felice vederlo vispo e allegro scrivendoglielo con il dito a grandi lettere sul torace e sull'addome. Collegare queste amorevoli parole con una manovra di sfioramento è un semplice gioco, e insieme un piccolo massaggio, e il trucco funziona sempre, anche scrivendo il suo nome o altre tenere frasi. La cosa migliore sarebbe impiegare poche lettere maiuscole che presentino una linea curva; disegnate in senso orario sull'addome, servono anche a favorire la digestione. Con la frase 'Dolce, Dolce Bimbo mio Se mi Sorridi Sorrido anch'io' le lettere impiegate sono la D, la B e la S.

- Con il polpastrello di un dito (o di più dita) disegnate per prima la lettera D partendo dall'anca destra verso l'alto fino al di sotto delle costole e di lì tracciate la curva ritornando al punto di partenza passando dall'addome.
- Disegnate poi la lettera B: iniziate ancora dall'anca, proseguite lo sfioramento verso l'alto fino alla spalla e disegnate le due curve prima sul torace e poi lungo l'addome fino a raggiungere l'anca.
- Per ultima viene la doppia lettera S: disegnatela partendo dalla spalla, tracciando prima due grandi curve sul torace e poi altre due grandi curve sull'addome del bebè.

Mostrami i piedini: il massaggio (zonale) del piede

La pianta dei piedi è una delle regioni più sensibili del nostro corpo. Secondo la riflessologia plantare, esercitando una pressione su determinate zone del piede si stimolano le terminazioni nervose collegate ai vari organi e quindi si agisce sull'organo in via riflessa.

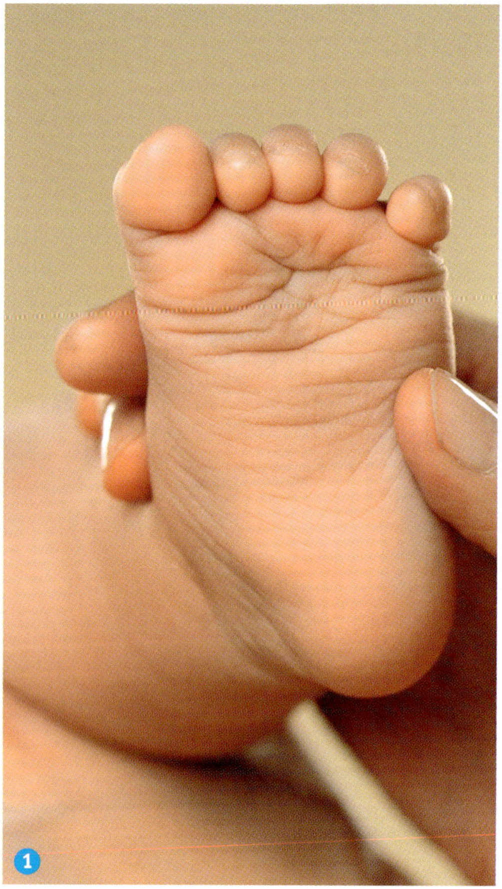
1

Con il massaggio mirato di alcune zone si può ottenere un'azione rilassante, e persino terapeutica, sull'organismo. Il piede del bambino è però ancora troppo piccolo perché si ci si possa concentrare su determinate zone riflessogene. È quindi preferibile massaggiare tutto il piede in modo da indurre un'azione armonizzante diffusa.
Questa tecnica è particolarmente indicata quando non si ha il tempo o la possibilità di eseguire un massaggio completo. Si effettua prima su un piede e poi sull'altro.

Massaggio della caviglia

Iniziate con il massaggio della caviglia: con i polpastrelli dei pollici eseguite alcuni movimenti circolari da un malleolo all'altro.

Massaggio della pianta del piede

Con una mano afferrate il piede del bambino e con l'altra massaggiategli la pianta con ampi movimenti circolari. Questi devono iniziare dal tallone, proseguire lungo i margini del piede in direzione delle dita e ritornare infine al tallone (*figura 1*).

Sfioramenti della pianta del piede

Sempre con il polpastrello del pollice, praticate leggeri sfioramenti verticali partendo dal calcagno fino ad arrivare alle dita. Questi movimenti devono essere eseguiti su tutta la pianta del piede.

Massaggio del bordo interno e del bordo esterno del piede

Eseguite gli sfioramenti a partire dal tallone lungo il bordo interno del piede fino all'alluce e con movimenti fluidi ritornate al punto di partenza. Ripetete per alcune volte la manovra e poi massaggiate allo stesso modo anche il bordo esterno del piede dal tallone fino al mignolo e viceversa.

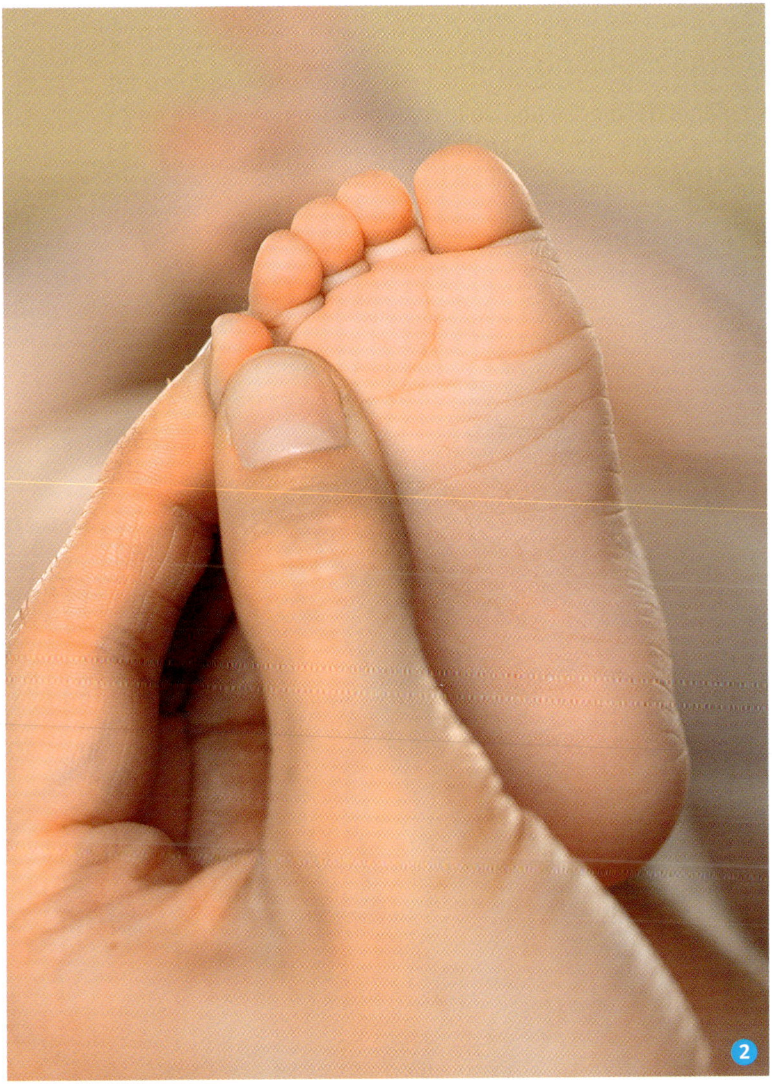

2

Massaggio delle dita

Massaggiate ogni singolo dito del piede con l'indice e il pollice cominciando dall'alluce per finire al mignolo. Iniziate ogni volta a livello dell'articolazione interfalangea prossimale e massaggiate esercitando una leggera pressione fino alla punta del dito. Poi con il polpastrello dell'indice esercitate una delicata pressione all'interno della piega di ogni singolo dito (*figura 2*).

Pressioni sulla pianta dei piedi

Tenete il piede del bambino in una mano in modo da potere esercitare una delicata pressione sulla pianta con il pollice dell'altra mano. Partendo dal calcagno comprimete un punto dopo l'altro del piede fino alle dita e viceversa fino a quando avrete massaggiato tutta la pianta.

Giochi con le dita

Associati a una filastrocca, i seguenti giochi con le dita introducono qualche novità e un pizzico di allegria nella routine del massaggio (anche se il massaggio non dovrebbe mai diventare una vera e propria routine...). Inoltre stimolano le capacità intuitive e la sensibilità del vostro bebè. Naturalmente la filastrocca può essere ripetuta per l'intera durata del massaggio.

Piccoli massaggi dell'addome

In questo gioco il bambino va adagiato in posizione supina davanti a voi per consentirvi di massaggiare con le dita tutto l'addome. 'Trotterellate' da un punto all'altro con la punta delle dita (con movimenti circolari da sinistra a destra e dunque in senso orario), cercando di regolare la pressione sulla pelle in modo tale da non provocare il solletico.

Trotta trotta cavallo di legno
col tuo gran cavalier sulla groppa;
trotta trotta e se arrivi a quel segno
alle corse ti voglio portar.
Su galoppa, galoppa, galoppa
che la corsa più bella sarà.
Trotta trotta e se arrivi a quel segno
una festa per noi si farà.

Oppure, sempre picchiettando lievemente qua e là in senso orario:

Qui un poco d'olio e qui un po' di farina
ecco fatto, una focaccina
io ti preparo
sulla pancina.
Con zucchero e burro,
miele e farina
ora ti faccio
una ciambellina
sulla pancina.
(AC)

Zampette di gatto

Al ritmo di questa filastrocca, con i polpastrelli delle dita morbidi come le zampette di un gattino, sfiorate le pelle dell'addome o delle braccia e terminate solleticando l'ombelico o il mento e il naso.

Gattino bello dove sei stato?
Dalla mia mamma. Cosa ti ha dato?
Guanti e scarpette per le zampette.
Salgo le scale senza rumore
vado a cercare il mio amico del cuore
È un topolino e sai dov'è?
Lui sta di casa proprio da te.
(AC)

Che cosa fanno gli sfacciati fiocchi di neve?

Recitando la filastrocca massaggiate sia la parte anteriore sia quella posteriore del corpo del bebè. Più importante del 'dove' è però il 'come': in alcuni punti occorre massaggiare su e giù delicatamente con il polpastrelli di due dita, in altri (per esempio, le natiche) strofinare più energicamente, in altri ancora (i padiglioni auricolari) pizzicare con il pollice e l'indice.

Nevica, nevica, nevica forte
il lungo inverno è ormai alle porte
e i fiocchi bianchi come uccellini
già sul culetto di tutti i bambini

zampettano qua, zampettano là,
brr, brr, brr, mamma mia!
Che freddo che fa...
(AC)

Siate creativi!

Se avete da tempo dimenticato le filastrocche e i giochi della vostra infanzia, non fatevene un cruccio: consultate i libri per bambini oppure inventatene di nuovi attingendo alla vostra creatività.

Allo stesso modo, non preoccupatevi di seguire alla lettera le istruzioni di questi massaggi, ma introducete tranquillamente leggere varianti sul tema, purché risultino gradite al vostro bebè.

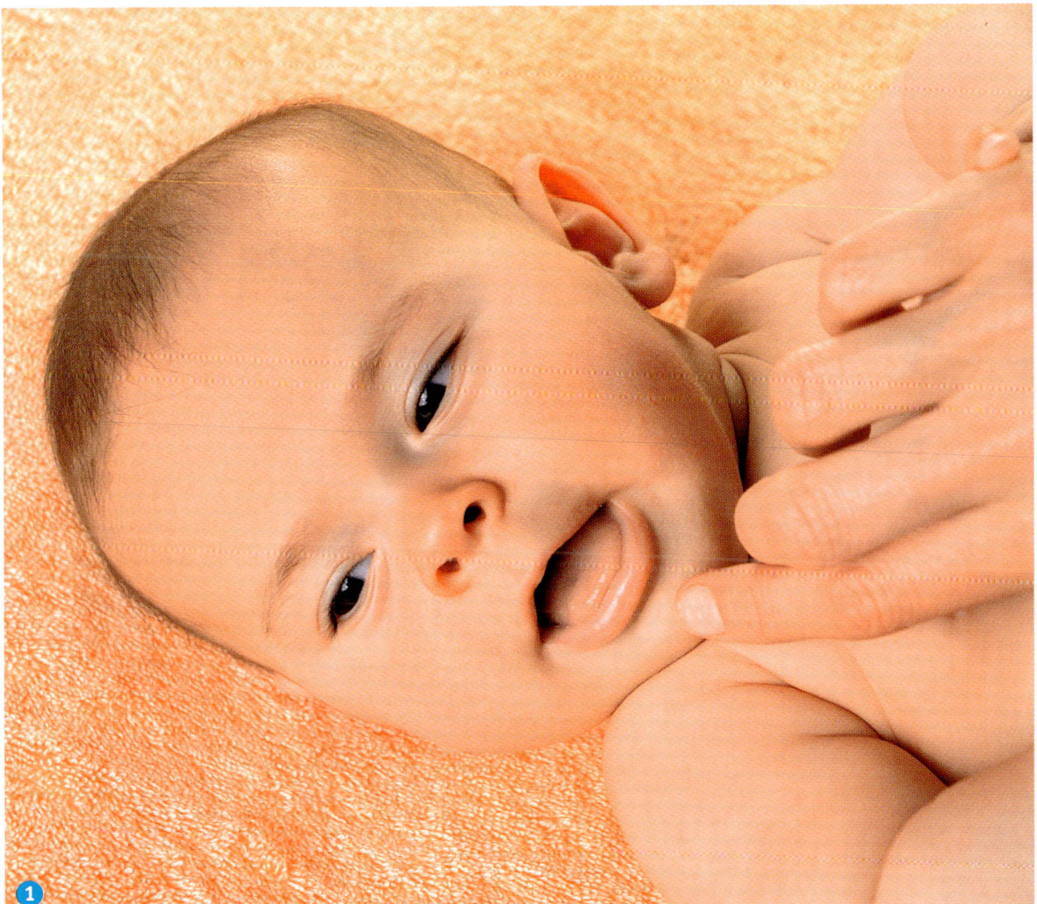

Brevi massaggi del viso

Non tutti i bambini amano essere toccati sul viso. Se il vostro bebè li accetta di buon grado, i seguenti massaggi sono ideali per un paio di sfioramenti di tanto in tanto.
Usate le dita su quasi tutte le zone del viso senza usare l'olio per massaggi, accompagnandovi semplicemente con questa filastrocca.

Il mento è piccolino,
la bocca è sorridente,
il naso è birichino,
la guancia è rubiconda,
lo sguardo è innocente
e la testina è tonda.

Questi versi sono adatti sia per un allegro gioco con le dita sia per un massaggio del viso.

- *Il mento è piccolino*: con il pollice eseguite uno sfioramento del mento verso l'esterno lateralmente.
- *La bocca è sorridente*: con i polpastrelli eseguite un leggero sfioramento prima del labbro inferiore poi del labbro superiore in direzione dell'angolo della bocca. Disegnate un sorriso sulla bocca del vostro bebè.
- *Il naso è birichino*: con la punta degli indici eseguite un leggero sfioramento partendo dalla radice del naso lungo le narici in direzione dell'angolo della bocca
- *Lo sguardo è innocente*: eseguite uno sfioramento delle sopracciglia partendo dal centro della fronte in direzione delle tempie.

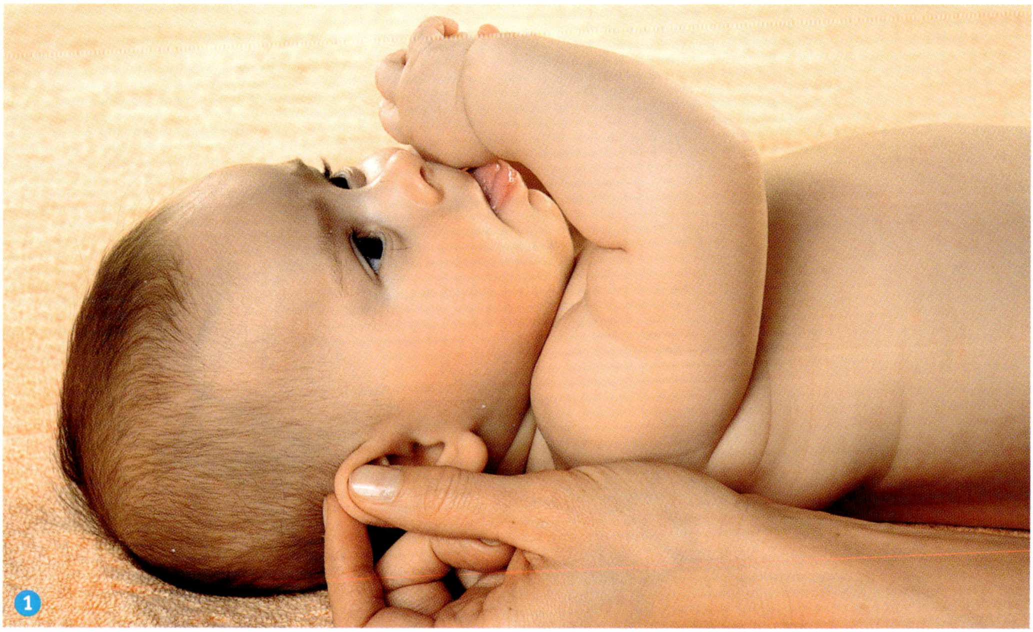

- *E la testina è tonda*: eseguite infine uno sfioramento a dita aperte dalla fronte verso la sommità del capo e tra i capelli come se voleste pettinarli con le mani.

Massaggio delle orecchie

Così come i piedi, anche le orecchie vengono considerate zone riflessogene e come tali in grado di stimolare varie funzioni dell'organismo. Nel bambino sono ancora troppo piccole per poter localizzare su di esse le zone riflessogene, tuttavia possono essere massaggiate con movimenti leggeri.

Prendete tra l'indice e il pollice il bordo superiore del padiglione auricolare, quindi massaggiate delicatamente tutto il bordo dell'orecchio fino al lobo (*figura 1*).

Massaggio circolare

- Con i pollici eseguite piccoli movimenti circolari sulle guance del vostro bambino, iniziando dall'angolo della bocca. Massaggiate prima verso l'alto, poi verso l'esterno lungo gli zigomi e infine tornate al punto di partenza.
- Ora, utilizzando i pollici, eseguite ampi movimenti circolari dal centro della fronte fino alle tempie. Anche in questo caso il movimento deve essere eseguito prima verso l'alto e poi verso l'esterno.
- Infine, con le dita distese e partendo dal centro della fronte, massaggiate a sinistra e a destra del viso disegnando un semicerchio lungo le tempie e le mascelle fino al mento (*figura 2*).

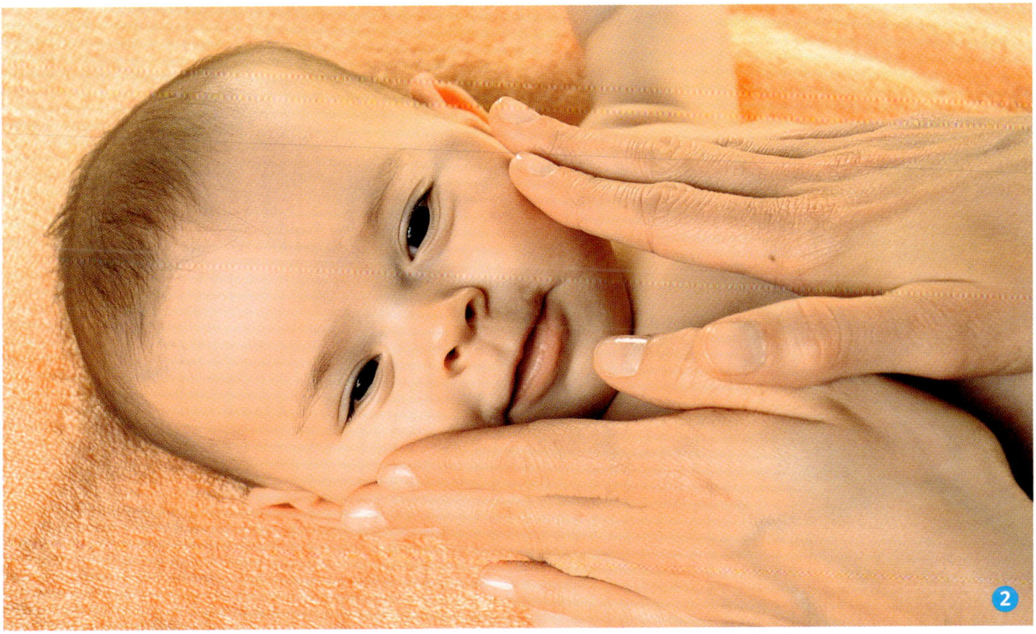

2

Il piccolo massaggio yoga

Naturalmente il bambino non è in grado di praticare lo yoga, ma voi potete aiutarlo ad assumere alcune posizioni suggerite da questa antica disciplina dalle quali potrà ricavare un profondo benessere. In India il massaggio yoga è molto praticato sui bebè perché scioglie le tensioni a livello dorsale, 'apre' il petto, massaggia gli organi interni, facilita la respirazione e scioglie le articolazioni.

Incrocio delle braccia

Il bebè è disteso in posizione supina davanti a voi. Prendete le sue manine nelle vostre e con dolcezza fategli allargare le braccia verso l'esterno, poi incrociategliele sul petto. Ripetete l'esercizio più volte; nel primo movimento il braccio destro si incrocia sopra quello sinistro, nel movimento successivo avviene il contrario.

Incrocio in diagonale

- Con una mano stringete la mano destra del bambino, e con l'altra il suo piede sinistro. Sollevate il braccio e la gamba e incrociateli facendo in modo che il piede sinistro stia in direzione della spalla destra e la mano destra in direzione dell'anca sinistra. Ripetete un paio di volte.
- Eseguite lo stesso esercizio con l'altro braccio e con l'altra gamba (*figura 1*).

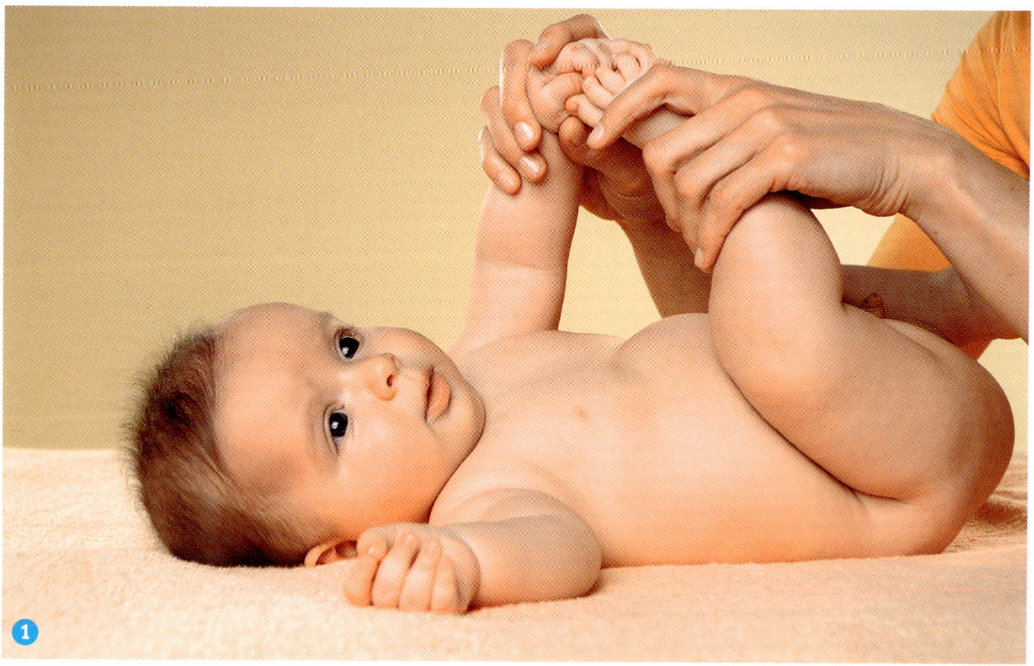

1

Incrocio delle gambe

Incrociate le gambe del bebè: prendetegli con una mano il piede destro e con l'altra il piede sinistro, fategli divaricare delicatamente le gambe e poi incrociategliele lentamente sull'addome. Eseguite il movimento con lentezza e cautela, ripetendolo almeno un paio di volte.

Posizione della Dea

Questo esercizio, ispirato alla posizione della Dea della tradizione yoga, non deve essere eseguito prima che il bambino abbia compiuto 3 mesi.

Con il bebè disteso in posizione supina davanti a voi, prendetegli le gambe tra le mani facendo in modo che le ginocchia possano piegarsi leggermente. Sollevate le gambe e unite tra loro le piante dei piedi (*figura 2*).

ARTICOLAZIONI ELASTICHE

Sotto molteplici aspetti i bebè presentano un'elasticità articolare superiore a quella degli adulti, soprattutto a livello delle anche. Perciò l'incrocio delle braccia e delle gambe del massaggio yoga è ben lontano dall'essere un esercizio di alta acrobazia come a prima vista potrebbe sembrare.

Procedete comunque molto lentamente e con cautela affinché questi esercizi siano un'esperienza piacevole per il bambino.

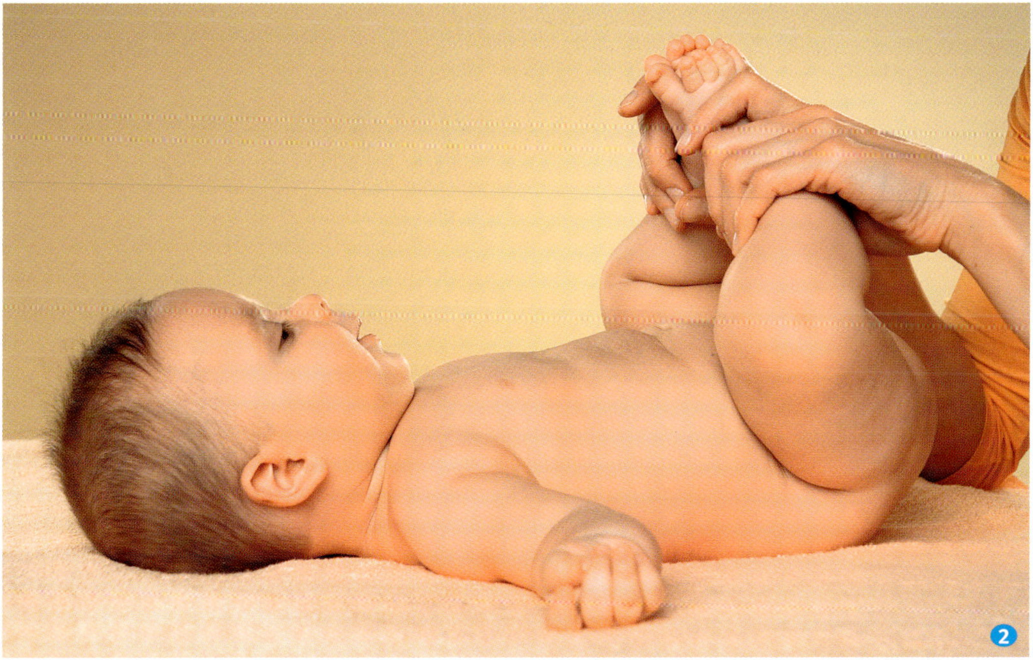

2

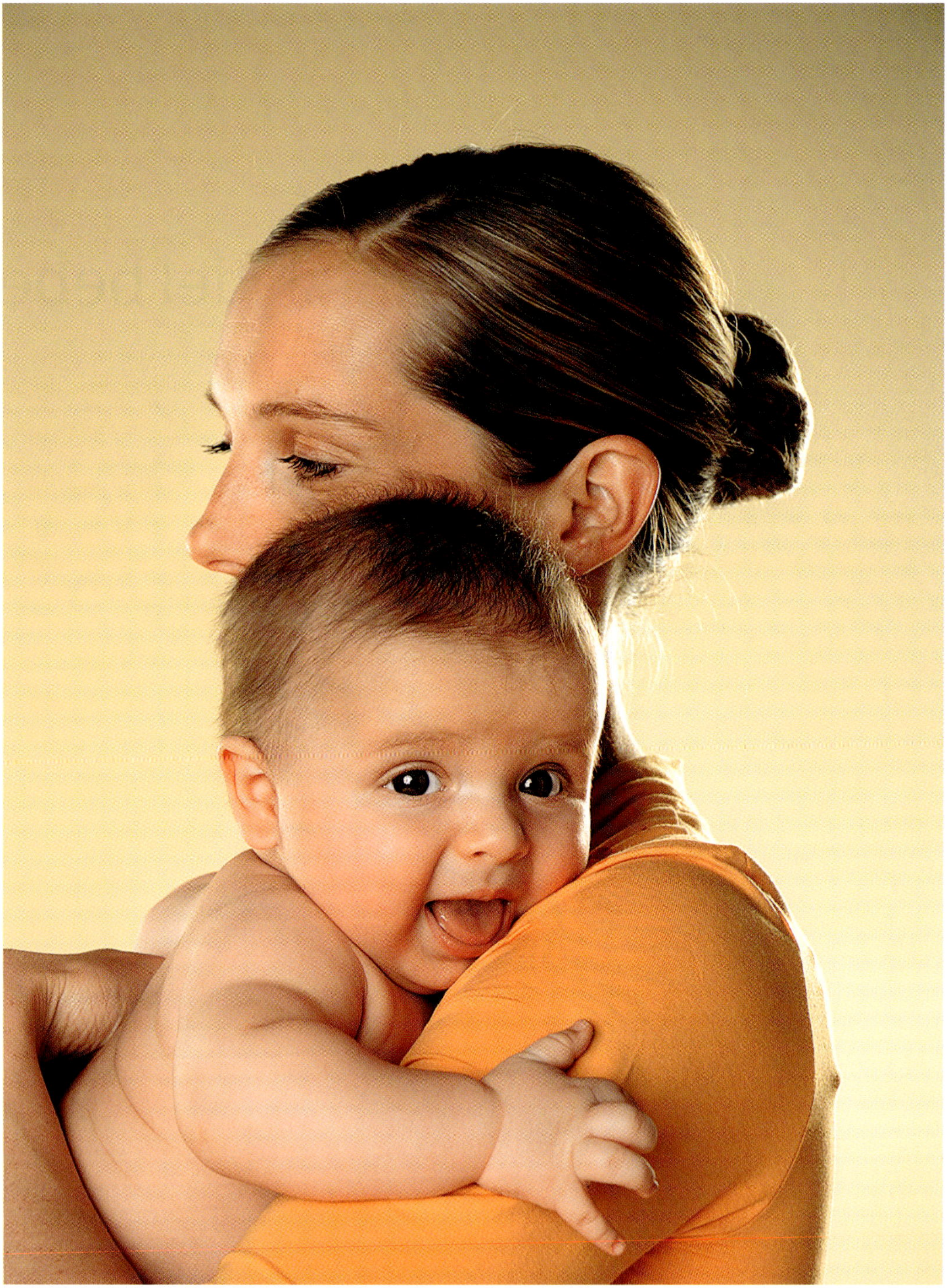

Nozioni di massaggio shiatsu del bebè

Lo shiatsu, tecnica di massaggio basata sui principi della medicina tradizionale cinese, si sviluppò a partire dal VI secolo in Giappone dove, negli anni Sessanta del secolo scorso, è stato ufficialmente riconosciuto come trattamento terapeutico autonomo.
Stimolando le risorse energetiche dal profondo dell'organismo, lo shiatsu riequilibra lo stato vitale e apporta un profondo benessere psicofisico.
Le manipolazioni shiatsu del bebè si sono diffuse nel mondo occidentale una quarantina di anni fa e vengono praticate da un sempre maggior numero di operatori con lo scopo di alleviare i disturbi tipici dei primi mesi di vita e di favorire lo sviluppo del bambino. Lo shiatsu, inoltre, offre gli stessi effetti positivi di qualsiasi altra forma di massaggio: tranquillizza, rilassa, conforta e rassicura.

Meridiani ed energia vitale

Secondo la medicina orientale, il corpo umano non è semplicemente una macchina, per quanto perfetta, composta da un insieme di muscoli, ossa e organi, ma parte di un'unità costituita da anima e mente. Questi tre elementi di uno stesso sistema sono collegati gli uni agli altri da un flusso energetico vitale, il Qi. Solo se il Qi può scorrere liberamente, senza ostacoli, il corpo, l'anima e la mente sono in buona salute e in perfetto equilibrio energetico.
Lo shiatsu fa risalire le malattie e le alterazioni della salute a disturbi del flusso dell'energia vitale. I blocchi nei meridiani portano a diversi e ben precisi quadri morbosi dal momento che ogni meridiano coinvolge una ben precisa regione del corpo.
In genere nel trattamento shiatsu vengono presi in considerazione i 14 canali, o meridiani,

CORSI E OPERATORI

In Italia lo shiatsu non è riconosciuto dalla medicina ufficiale e non viene insegnato in strutture pubbliche. Prima di affidare il bebè a un operatore shiatsu accertatevi della sua competenza. A questo proposito, vi consigliamo di scegliere un centro shiatsu i cui corsi e i cui operatori seguano i criteri rispettivamente stabiliti dalla Federazione Nazionale Scuole di Shiatsu (FNSS) e dalla Federazione Italiana Shiatsu (FIS).
Se desiderate ricorrere allo shiatsu per alleviare i disturbi del vostro bambino, vi consigliamo di iscrivervi a un corso specifico. Tuttavia, leggendo questo capitolo potete già apprendere alcune prime nozioni finalizzate al benessere generale del vostro bambino e applicarle senza difficoltà né rischi.

principali, oltre a determinati punti *(tsubo)* che si trovano su questi ultimi e che nella maggior parte dei casi corrispondono a punti trattati anche nell'agopuntura.
Il flusso di energia che scorre attraverso i meridiani esercita un'influenza non soltanto sul benessere fisico, ma anche su quello psichico. Con lo shiatsu possono perciò essere efficacemente trattati i bambini che presentano irrequietezza o stati ansiosi, e più in generale quelli che potremmo definire 'urlatori' impenitenti.

Gli effetti benefici dello shiatsu

Oltre a contribuire al benessere generale del bambino, lo shiatsu svolge una serie di azioni mirate.

- Agisce sul nervosismo e sui blocchi energetici che possono provocare nel bebè piagnucolii o pianti particolarmente prolungati.
- Migliora la sua percezione corporea, stimola i sensi e favorisce lo sviluppo cerebrale.

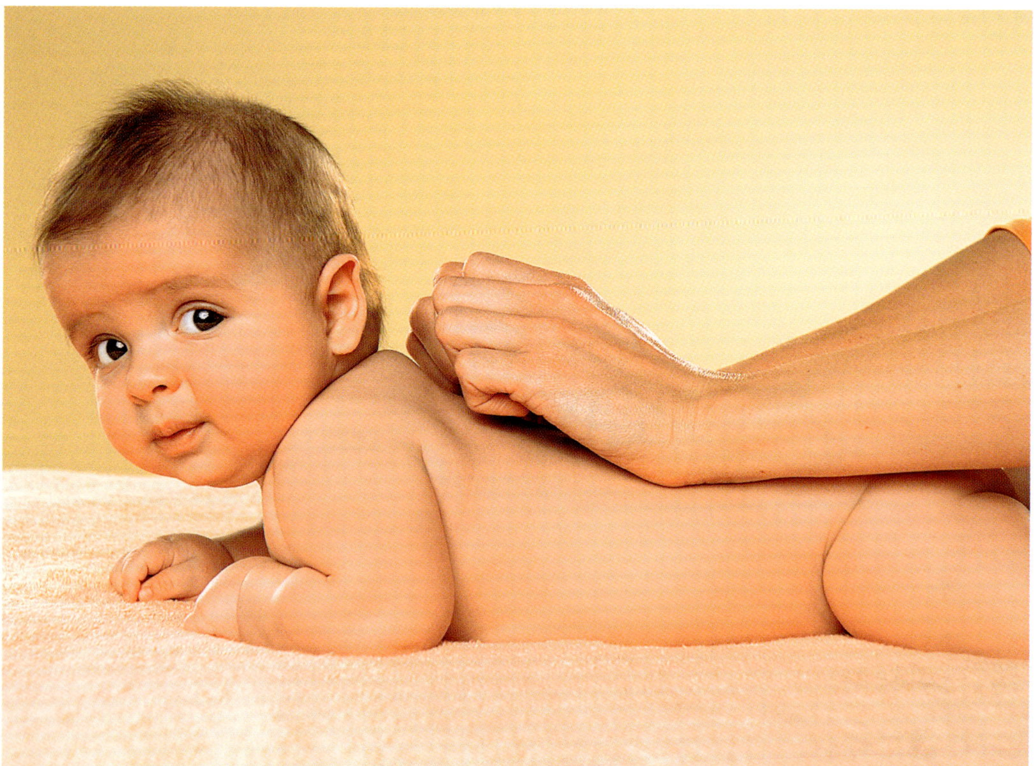

Lo shiatsu stimola l'energia vitale del bebè.

- Mantiene nel giusto equilibrio il flusso energetico, favorisce lo sviluppo delle ossa, dei muscoli e degli organi interni, stimola l'irrorazione sanguigna e favorisce la digestione.

I PRINCIPI DI BASE

- Il massaggio shiatsu inizia ad avere effetti benefici sul bambino a partire dalle otto settimane di vita.
- Praticate una sessione di massaggio al giorno per non più di 10-15 minuti. Potete comunque alternare o associare le manipolazioni shiatsu ad altri tipi di massaggio del bebè.
- Negli adulti lo shiatsu non viene praticato sulla pelle nuda. Nel bebè, al contrario, viene eseguito direttamente a contatto della cute, dal momento che la frizione provocata da un tessuto può irritarla.
- Le manipolazioni shiatsu non prevedono l'impiego di oli per massaggi.

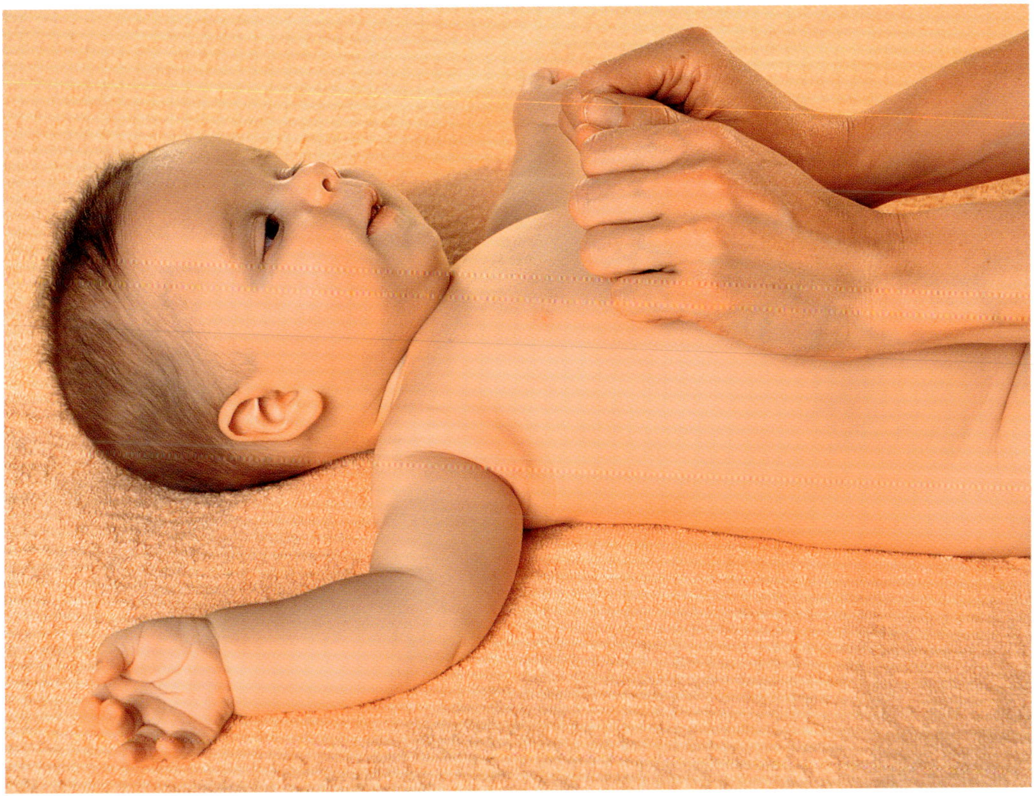

I massaggi shiatsu non comportano l'utilizzo di oli.

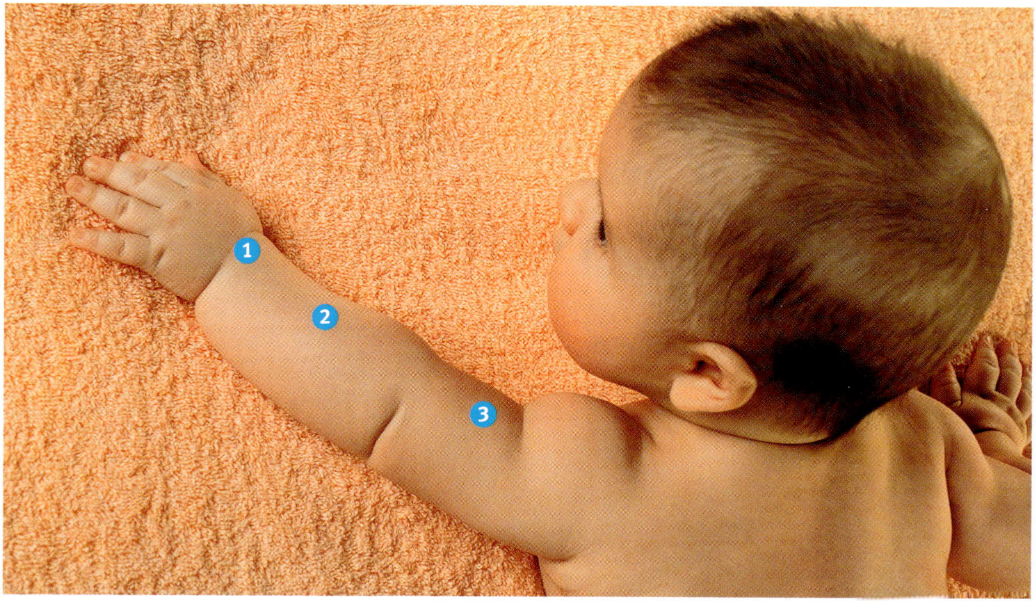

Massaggio shiatsu delle braccia.

- Seguite la sequenza dei movimenti indicata nelle pagine seguenti. Nello shiatsu è importante che i movimenti seguano la giusta direzione perché ciò facilita il naturale scorrimento dell'energia nei meridiani.
- Osservate attentamente le reazioni del bambino: se manifesta una reazione negativa a determinati massaggi è sempre meglio abbreviare i tempi del trattamento, se non addirittura rinunciare.

IL MASSAGGIO SHIATSU DEL BEBÈ: LA TECNICA

Prima di iniziare cercate di creare un'atmosfera serena; anche voi dovete sentirvi tranquilli e rilassati. Il massaggio shiatsu si esegue principalmente con le prominenze del palmo della mano e con i polpastrelli delle dita.

Massaggiate delicatamente associando il massaggio alla respirazione: espirate quando esercitate una pressione (sempre leggera!) e inspirate quando avete terminato.

Massaggio delle braccia

- Allargate delicatamente il braccio del bambino. Partendo dal torace, massaggiate con il palmo della mano lungo la parte interna del braccio fino ad arrivare al palmo della sua manina.
- Sollevategli il braccio in modo da poter massaggiare partendo dall'ascella lungo la

parte interna del braccio fino al palmo della mano e alla punta delle dita.

- Partendo dal dorso della mano, massaggiate la parte esterna del braccio fino alla spalla. Proseguite delicatamente il movimento lungo il collo fino all'orecchio. Con il polpastrello dei pollici eseguite infine per qualche secondo un movimento circolare sui punti 1, 2 e 3 indicati nella fotografia a sinistra.

Massaggio della parte anteriore del corpo

- Iniziate il trattamento massaggiando il corpo dall'alto verso il basso: partite dalle spalle e fate scivolare i palmi delle mani lungo il petto a sinistra e a destra del corpo e poi verso il basso fino all'attaccatura delle gambe.
- Continuate il movimento lungo la parte anteriore della coscia fino al ginocchio e massaggiate con delicatezza spostandovi verso l'esterno lungo la gamba e il dorso del piede fino alle dita.
- Procedete ora dal basso verso l'alto: partendo dalle caviglie massaggiate la parte interna delle gambe fino alle pieghe dell'anca e poi fino alle clavicole.
- Ritornate ora alle caviglie, massaggiate di nuovo la parte interna delle gambe fino alla piega delle anche e continuate questa volta il movimento eseguendo un ampio arco a destra e a sinistra intorno all'addome.
- Con i polpastrelli dei pollici eseguite per qualche secondo un movimento circolare in corrispondenza dei punti 4, 5, 6 e 7 indicati nella fotografia qui sotto.

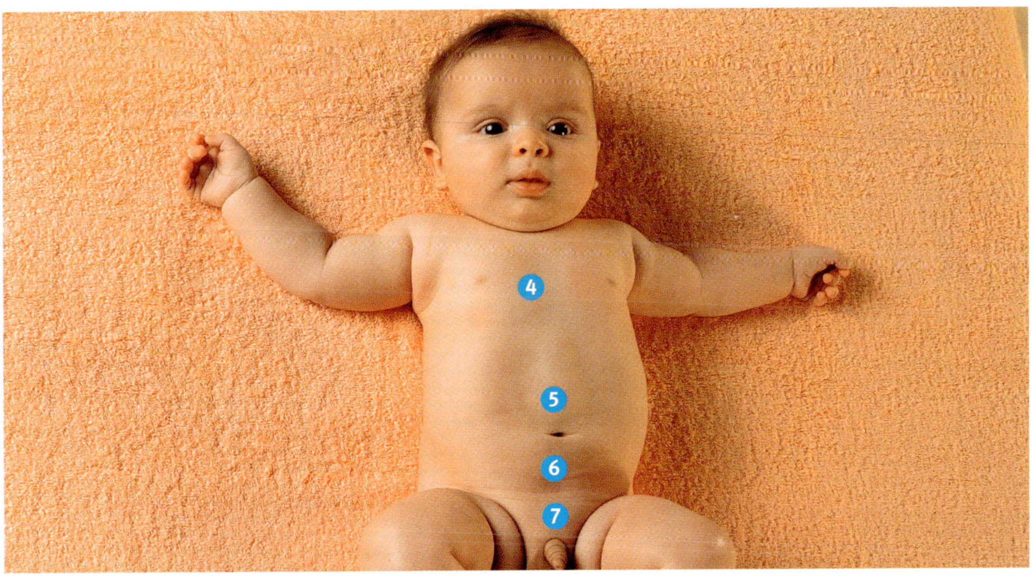

Massaggio shiatsu della parte anteriore del corpo.

Massaggio della parte posteriore del corpo

- Distendete delicatamente il bambino in posizione prona. Partendo dalla sommità della testa (fontanella esclusa), massaggiate lievemente lungo la nuca e il dorso a destra e a sinistra della colonna vertebrale.
- Continuate il movimento lungo le natiche e lungo la parte esterna delle gambe fino alle caviglie.
- Con i polpastrelli dei pollici eseguite per qualche secondo un movimento circolare in corrispondenza dei punti 8, 9, 10, 11, 12, 13, 14 e 15 indicati nella fotografia qui sotto.

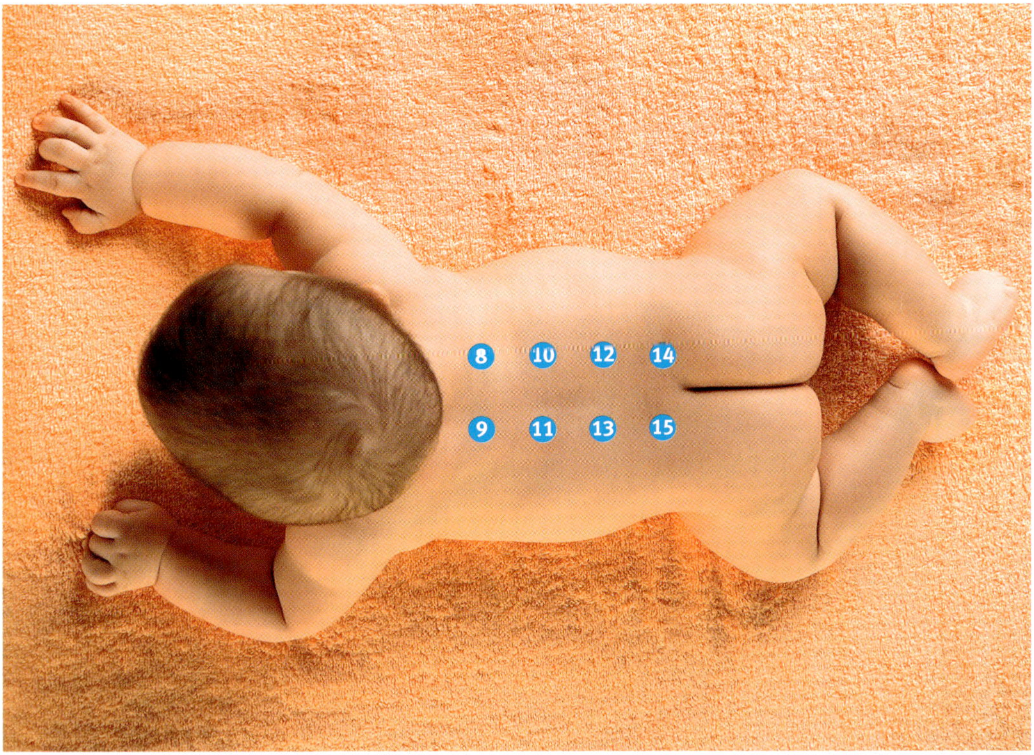

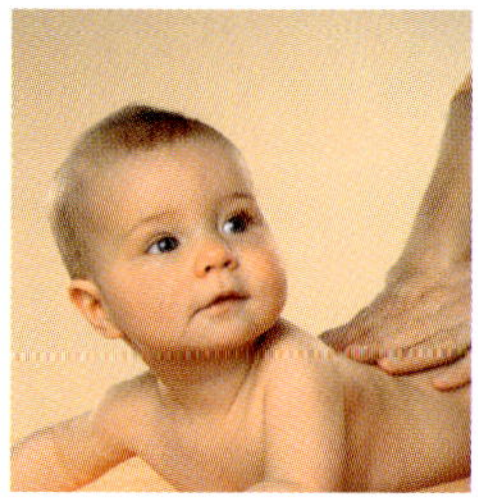

Red Edizioni, Milano © 2010
red!, Milano © 2010
www.rededizioni.it
Coordinamento editoriale
Miryam Lamarque

Traduzione di Adele Campione
dall'originale tedesco
Sanfte Babymassage,
BLV Buchverlag GmbH & Co. KG,
Monaco © 2008

Fotografie di Antje Anders

Realizzazione editoriale
Booksystem – Novara
Redazione e impaginazione
Francesca Giordano, Chiara Nerviani,
Michele Micheletti

Stampa
L.E.G.O. Spa, Lavis (TN)

Altre proposte red!

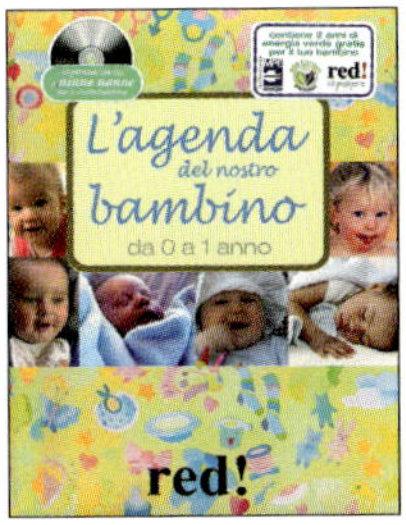

G. Settimo, G. Trapani

L'AGENDA DEL NOSTRO BAMBINO

Un prezioso manuale su tutti gli aspetti della crescita del bambino nel suo primo anno di vita e allo stesso tempo un diario che accoglie foto e appunti personali. Il Cd contiene musiche per il rilassamento del bambino.

pp. 192 € 16,90 PRE002

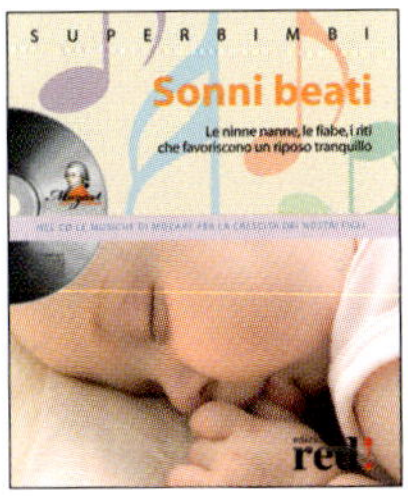

A cura di F. Brera

SONNI BEATI

Un Cd con musiche di Mozart e un libro ricco di indicazioni e suggerimenti per favorire il sonno tranquillo dei propri bambini.

pp. 80 € 14,90 SPB001

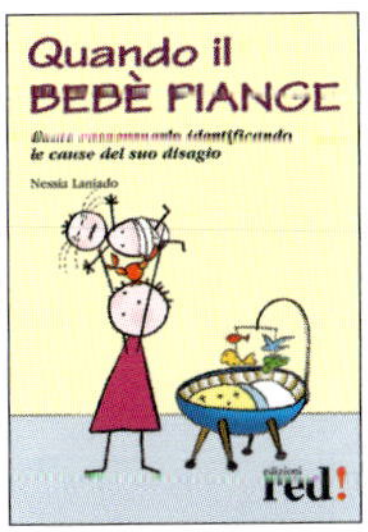

N. Laniado

QUANDO IL BEBÈ PIANGE

I mille trucchi per rasserenare il bambino identificando le cause del suo disagio.

pp. 112 € 10,00 PGM059

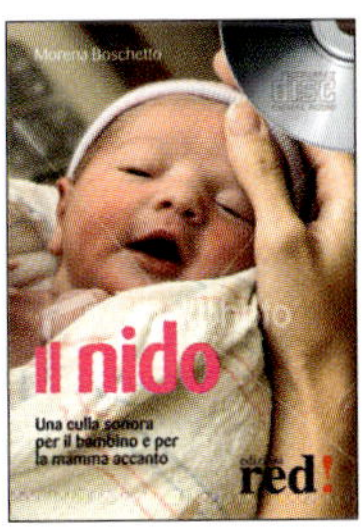

M. Boschetto

IL NIDO

Musiche delicate per accogliere il bambino nelle sue prime settimane di vita.

pp. 16 € 9,90 MUS077
durata: 55 min.

www. rededizioni.it